102歳の医師が教えてくれた満足な生と死

奥野修司
Okuno Shuji

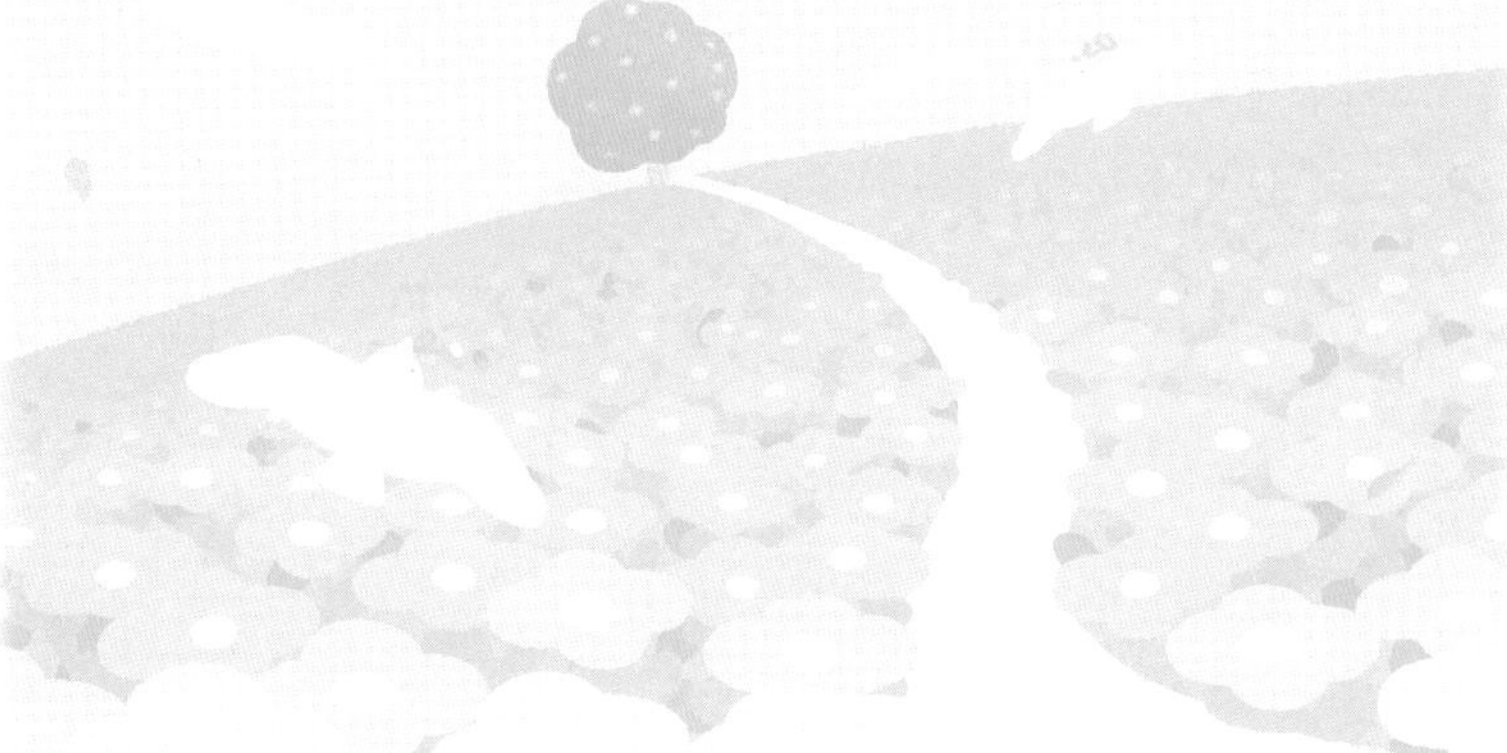

松柏社

はじめに

部屋の隅々にやわらかい陽が射し込んでいた。窓の先には、前栽の向こうに杣山がどこまでも広がっている。ここは高知県の中ほどにある黒潮町だ。この町の名が全国に知られるようになったのは、南海トラフ大地震が起これば34メートル以上の津波が押し寄せると言われてからだが、幸いこの家は海岸線から遠く離れていて、その心配はなさそうである。

今年で102歳になる老人が、ベッドの端に座って居住まいをただした。わたしがその前の椅子に座ると、老人は昔と同じように少し目を細めた。

「あんた誰かな？　何しに来たん？」

一世紀以上を生きたその男の名は疋田善平。医師である。合併して黒潮町になる前の佐賀町に、疋田が診療所の医師として赴任したのは50年も前のことだ。それ以来、40年にわたって住民を健康にすることに力をそそいできた。そんな疋田を、わたしが取材したのはかれこれ20年も前のことである。4年近くこの町に通ったが、突然の訪問だったせいか、わたしのことは思い出せなかったようだ。

「地域医療に尽くして立派な業績を残された先生をもう一度見たくて来ました」

わたしがそう言うと、疋田は相好を崩した。

「医者というのは難しい仕事やからね」

「何が難しいですか？」

「病気というのは格好だけ見てもわからんな。隠れている本当の病気を治さんといかん。これは力のない医者にはできません。あんたはどう思う？」

最近は記憶が曖昧になって口数も少なくなったそうだが、医療のことになると、人が変わったように饒舌だった。

「わたしには分かりませんけど、先生はそれをやっていました」

「何もしておらんで。私は嫌なことはせん。好きなことをするだけです」

「それでも村の人はみんな感謝していましたよ」

「そんなことはないやろ」

「いえいえ、往診して診察が終わると先生に手を合わせていました」

「知らんなぁ」

「先生の背中を拝んでいましたから、見えなかったのでしょう」

実際、診察を終えて上がり框で帰り支度をする疋田の背に手を合わせる人は何人もいた。まるで仏様を拝むようなその目は、今も強い印象として残っている。実際に疋田は、住民がそうするだけの実績をあげていた。

はじめに

当時の佐賀町（以下、佐賀）は人口5000人弱の小さな町だった。海に面しているが、地形は厳しく、町の大半はスギやヒノキに覆われていて、平地といえば海と川に沿ってわずかにあるだけだ。そのわずかな平地には漁港を中心に人家が集まり、漁師が多く住んでいた。彼らは主にカツオ漁やマグロ漁で生計を立てていて、収入は都会のサラリーマン並み、いやそれ以上あっただろう。比較的豊かな人たちが多かった。漁業は体力的にも厳しい労働だから、60歳を過ぎると引退して隠居する人も少なくなかった。

一方の山間部は農業や林業で暮らす人が多く、高齢になって出稼ぎに行けなくなると森に入って山菜をとったり小さな畑を耕したりしながら生計を維持していた。というより、収入が少ないから、そうしないと食べていけなかったのだ。

さて、海辺に住む豊かな高齢者と、彼らに比べて収入の少ない山間部の高齢者を比較したとき、どちらに健康な人が多いだろうか。もちろん海辺の高齢者だろうって？　わたしも信じられなかったのだが、実は山間部の高齢者の方が圧倒的に健康な人が多かったのである。

いきなり話を変えて恐縮だが、私たちはいずれ死ぬ運命にあるなら、あなたはどんな最期を迎えたいだろうか。

住民にアンケートをとると、亡くなる数日前まで元気でいて、死ぬときは自宅でぽっくり逝きたい、そんな回答がほとんどだった。かつてよく耳にした「ピンピンコロリ」は今も理想のようで、これは全国的な調査でも同じだった。アンケートの回答はシンプルだが、本音はもっとリアルに語っていて、たとえば、老いてもなお元気に働き、ときにはワクワク、ドキドキしながら１００歳まで元気に生きたい。できることならお迎えが来る直前まで家族と楽しく過ごしながら、最後はぽっくりと逝きたい……。これがピンピンコロリに込められた本音なのだろう。

やがてこれが疋田の中で「満足死」という思想に結実していくのだが、現実にこれが叶えられているのは、実は海辺の豊かな人たちよりも、山間部の人たちの方だったことに、当時の疋田は衝撃を受けた。

それがよくわかるのは寝たきり老人の数である。もちろん山間部にもいるが、海辺にくらべたら圧倒的に少なかったのだ。なぜ寝たきりが少ないのか、その理由を調べると、山間部の人たちは比較的収入が少ないから年をとっても働くしかなく、毎日のように畑仕事に出かけていた。収入が少ないといっても食事に事欠くということではない。ほどほどに働くことで無意識に全身の筋肉を動かし、結果的に健康を維持していたのである。

これに対して海辺の人たちは、引退しても蓄えがあるから生活には困らなかった。ただ、年中、海の上で過ごしてきたせいか、これといって趣味もなく、陸《おか》にあがってもすることがなかった。体を動かすことといえばゲートボールぐらいだから、時間の経過とともに筋力が次第に低下していった。そして、ちょっとした病で寝込んだことで、そのまま寝たきりになってしまうケースが少なくなかったのだ。

では寝たきりにならず、死ぬ直前まで元気にいるにはどうすべきか、疋田が考えた末に導き出した結論は「死ぬまで働きなさい」だった。

それ以来、疋田は事あるごとに「最後まで元気でいたければ死ぬまで働きなさい」と住民に説いて回った。生活に余裕がある人には、

「金儲けではなく、社会のために働きなさい」

「他人が喜ぶ働きをしなさい」

口酸っぱく言った。そんなことを何年も続けることで、寝たきりの人がどんどん減っていき、元気にかくしゃくと働く高齢者があちこちで目に付くようになったのだ。やがて町の医療費が減り始め、さらに国民健康保険料も下がった。つまり元気になって入院する高齢者が減ったのである。それを30年以上も前に実践してきたのが、１０２歳になっても元気な疋田善平医師だったのである。この瞬間、これまで死を目的にしていた満足死は、いかに老化を遅らせて元気で過ごすかという「生」が目的になったのである。

いずれ死ぬことがわかっていても、その直前まで健康で家族と楽しく過ごしたい。そんな住民の願望をかなえるために、疋田がさらに考えたのは「広域総合病院構想」だった。詳しくは後述するとして、簡単にいえば、現在のヨーロッパ各国で行われている家庭医（かかりつけ医）制度に近いものだ。ただ疋田の構想は、行政の協力を得られなかったため、公的な医療システムにはならなかったが、これをヨーロッパより20年ほど

も先んじて考えていたというのだから驚く。そしてこれが、結果的に住民の満足死を具現化することになった。

疋田が１０２歳になっても元気なのは、自らもそれを実践してきたからだろう。その基本はむろん体を動かすことだが、彼は「食事」も重視していた。

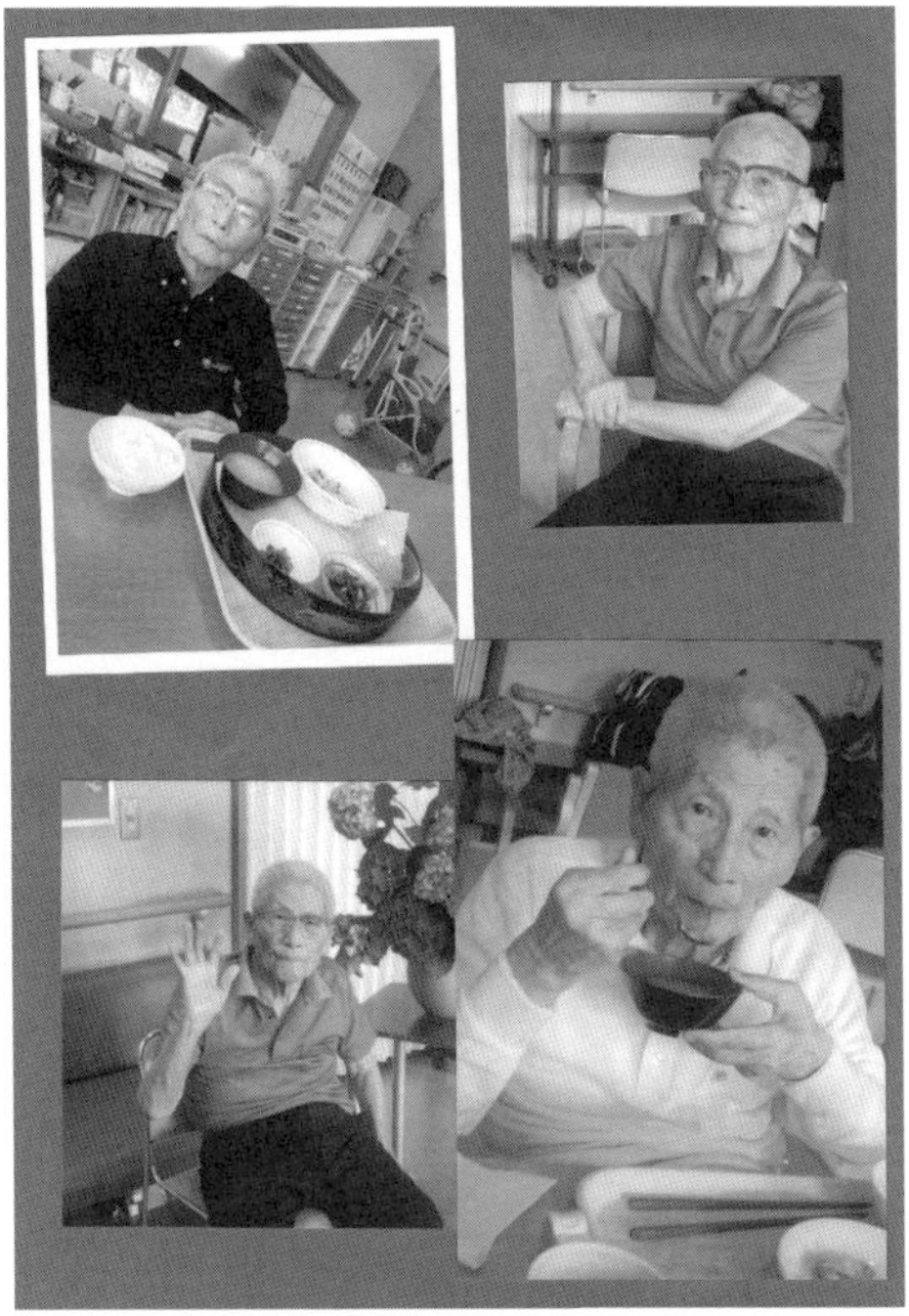

診療所の医師を辞めてからも、90歳になるまで住民を診てきたが、引退後も99歳まで散歩を欠かさず、読書三昧の日々を送っていた。ところが、１００歳に手が届く前に歯が突然抜け落ちてから食べ物が変わった。それが原因なのかどうか、次第に体力が落ちて散歩もしなくなったようであ

る。歯がないので、ミキサーでつぶした流動食にちかい食べ物になったが、では病院で出される流動食のようなものかというと、そんな生半可な量ではない。最近のある日の朝食を紹介するとこんなメニューだ。

5枚切りの食パン一枚にバター10グラム、ハチミツ大さじ1杯を200ccの牛乳に入れて加熱してからミキサーにかけたパン粥をメインに、ヨーグルト、ほうれん草、バナナ、リンゴ、ハチミツを加えたスムージー。そして、卵1・5個分の柔らかいオムレツと納豆をワンパック、甘酒を80〜90cc、そして最後は栄養補助食品のメイバランスを1本——。とても102歳になる人の朝食とは思えないが、これでもずいぶん減ったという。

かつての疋田は、一日の食事を30品目以上で作ってもらっていたが、それは今も変わっていないようだ。30品目という数字は科学的な根拠からではなく、食事は偏らず万遍なく摂るという先人の知恵からだろう。ただ食事を作る側にすれば、30品目以上で献立を立てるのはなかなか大変で、当然ながら30品目以下の食事になることはよくあった。これが2、3日続くと「この頃はちょっと食事が乱れているな」とつぶやくそうである。

取材していた当時から、疋田は自分のことになると頑固一徹なところがあったが、今もそれは変わらないようだ。例えばデイサービスに行っても「あそこは家でいるよりも孤独だ」と言って、ほとんど自宅で過ごしている。日本の認知症医療の第一人者で、「長谷川式認知症スケール」という認知症の検査方法を考案した長谷川和夫医師が２０１７年に自ら認知症であることを公表したが、その彼がデイサービスに通うようになると「気が進まない」と数日で行かなくなった。おそらく個々の利用者に対応したサービスではなく、絵を描いたり歌を歌ったりと集団行動がメインだからだろう。おそらく疋田も、長谷川医師と同じように団体生活が性に合わなかったにちがいない。かといって疋田は義理立てることも忘れず、月に数回は通っている。

では孤独かというと、そうでもなさそうで、かつて勤めていた診療所の前に、住民がカンパを募って大理石の立派な顕彰碑を立てたおかげで、小学生らが「生きているうちに碑が立つような立派な先生に会いたい」と訪ねて来たり、地域医療に関心のある医師が会いにやって来たりするので、今の生活にけっこう満足しているようだ。

できることなら１００歳まで元気でいたい。もしあなたがそう思っているなら、疋田から学ぶことはたくさんある。たとえば退職してぶらぶらしているなら、明日からでも働くことだ。むろん「働け」というのは、金儲けをしろということではない。全身の筋肉を動かせという意味である。手段はなんでもいい。常に肉体に負荷を加えることだ。老化は筋肉の衰えからはじまる。老化を遅らせるには、まず体を動かすことなのだ。

生活に多少の余裕があるなら、金儲けよりも社会のため、あるいは人のために仕事をしろと疋田は言った。仕事なんて堅苦しいことをいわず、ボランティアでもいい。体を動かすのだからランニングでもいいのだが、社会や人のために働けば、他の人との間に絆が培われる。もしも褒められ、感謝でもされたら、脳内にオキシトシンが放出されるなんてことは知らなくても、気分がいいことはたしかだ。気分がよければ、人は必ずポジティブになれる。ポジティブになれれば免疫細胞を活性するはず——。

それだけではない。人とのつながりができれば、たとえあなたが独居《おひとり》であっても、不安なく最後まで住み慣れた家で過ごせるはずである。

「孤独」や「孤立」はうつ病などの病を引き起こす震源地だ。でも、人とつながることで防げるなら、社会のために働くことは未病の予防にもなる。疋田の言葉には、老いても元気で過ごせるヒントがたくさんあった。それが結果的に医療費も減らしたのだから、行政も喜んで協力してもよかったのではないかと思う。

「死ぬまで働きなさい」とは、なんと斬新な言葉だろうか。超高齢社会になった今こそ心に刻んでおきたい。高齢者が働くのは貧しいからだと思われがちだが、考えてみれば、人生の際《きわ》まで働くことは、満足な死を迎えるために天が人に与えてくれた道しるべではないだろうか。

 疋田が提唱した「満足死」とは、死が目的ではなく、満足な生き方を目的にしてこそ得られる死であり、それは同時に、最後まで元気に生きる極意なのだ。「満足」という言葉に身勝手さを感じる方は、「納得」と言い換えてもいいと思う。

 わたしが疋田の「満足死」を取材したのは2003年から4年間である。介護保険法が施行(2000年)されて間もない頃で、在宅療養支援診療所ができ、疋田がやっていた「訪問診療」が制度化されはじめた時分だ。これを『満足死 寝たきりゼロの思想』としてまとめた。ただ当時は素晴らしい取り組みだと思いつつ、わたし自身が若くて元気だったせいだろうか。15年前の取材ノートを広げてみると、疋田の言葉に今ならうなずくことが多々あるのに、当時は無意識に無視していたことに気がついた。おそらく世代の違いから自分のこととして受け止められなかったのだろう。物事は、どの立場で見るかによって、見えたり見えなかったりする。そこであらためて書き直したのが本書である。

満足な死に方を望むなら、満足な生き方をしなければならない。では満足な生き方とはどういう生き方なのか、そのことは、それぞれが考えていただければいいわけで、本書が疋田の言葉を借りて提示するのはそのヒントにすぎない。

目次

102歳の医師が教えてくれた満足な生と死

プロローグ

お通夜は死の教室

高知県に16年ぶりという大雪が降った1月の晩だった。男は目を閉じると、祭壇の前に置かれた真新しい棺《ひつぎ》に向かってぬかずいた。正座したままゆるりと遺族のほうに向き直ると、老人とは思えない張りのある声で言った。

「おばあちゃんは57歳のときに交通事故で大腿骨を骨折して8カ月入院しました。そのとき、甲状腺の機能低下で腎障害がでていまして、その後は甲状腺ホルモンを投与してよくなっていました。それから1年半ぐらい経った頃ですか、老人ホームに入るんだと、もう家に帰って来ないんだと、そう言って入所されたのですが、結局、こんなとこにはおれんということで、2、3カ月したら帰って来たそうです」

「実際には8日で帰って来ました」と、そばで息子らしき喪主が言った。

「そうですか」

疋田はあいづちをうつと、手元にあったかばんを開いてカルテを取り出した。

「帰られてから状態はよくなっていたと思いますが、2年前から不整脈がでるようになりました。先日も、心臓の鼓動が打ったり打たんかったりで胸が苦しいと言って来られたので、すぐに救急車で入院していただきました。これは、鼓動を調節する機械を入れたらよくなりましたので、退院もちかいと話をしていた矢先だったのですが……」

手に数珠を持ち、ごま塩をふったような坊主頭の男は、背広さえ着ていなければ僧侶とみまがうばかりである。男の名前は疋田善平《ひきたよしひら》。80歳をすぎているが、れっきとした地元の診療所の現役医師である。坊主にしているのは、はるか昔に肺がんの患者を結核と誤診して死なせたことを生涯忘れないためだという。

死去したのは84歳になる疋田の患者だった。この日はその通夜である。疋田はおもむろに死に至るまでの経過を、実にわかりやすく語りはじめた。

その都度、故人のレントゲン写真や心電図が遺族の手から手へと回される。

「このあいだの寒波で風邪をひかれ、体調を崩されたのがよくなかったですね。その晩に血圧がストンと下がったためにＩＣＵに入っていただきました。一時は自分で呼吸できるようになって回復したように見えたのですが、１週間もすると全身に水がたまって呼吸が困難になってきました。主治医が、もう元に戻すのはむずかしいと言うので、それなら希望どおりにさせてもらおうと、私が毎日診るということで家に帰らせてもらいました。自分の家に帰ったということで安心されたのか、非常に楽に逝かれたとうかがっています。私も、まあ満足だったのではと思っておりますが、なにか疑問がありましたら説明させていただきます」

医者が患者の通夜にやって来て死因を説明するなど信じられなかったが、疋田も遺族も慣れているのかまったく気にする様子がない。

ざわざわとするなかで、最初に口を開いたのは喪主だった。

「先生のおかげで家に帰してやれました。ひょっとしたら帰る車の中で息を引き取るかもわからんけど、おばあちゃんが帰りたい、帰りたいと言うので、帰らせてもらってよかったと思います。危篤状態でぜんぜん反応がなかったのに、家に着いて私が『おばあちゃん、家に帰ったで』と言ったら、ぱっちり目を開けて天井から壁まで眺めて口を開いたんです。声にはなりませんでしたが、私には『帰った、帰った』と喜んでいる声のように聞こえました。そのあと静かに逝きました。だから顔も非常に安らかです。本人もきっと満足したと思います」

となりの親族らしき初老の男が言った。

「おばあちゃんは先生のところへ行くのが楽しみでしたからね。最後に先生にお会いできて、きっと安心したと思いますよ」

後ろに居並ぶ親族からも、「安らかな顔やった」「おばあちゃん、満足やったなぁ」といった声が漏れてくる。わずか1時間ほどの間に疋田から、そして遺族から、「満足」という言葉が何度飛び出したことだろう。

自分で創る死

疋田は、自分が関わった患者が死去したとき、必ずその通夜でこれまでの病歴と、なぜ死んだかその理由を説明することにしている。遺族に故人の死を納得してもらうと同時に、満足する死とは何かを、家族の死を「師」として考えてもらいたいからである。

彼はこれを「お通夜教室」と呼んでいた。

自分の死はどうあるべきか。元気なときには思いも及ばなかった死が、家族や親族の死を間近にしたときだけは身近になる。とくに通夜は死を考える場として、これ以上のものはないという。実際、死は体験で学べないのだから、他者の死を教材にするしかなく、それを学ぶには通夜の席がもっともふさわしいのだろう。

人は、いずれ死ぬ。苦悶と絶望のなかで迎える死もあれば、木が枯れるようにあの世へ旅立つ死もある。死が避けられないものなら、本人が納得し、看取る家族も、そして医療側も満足するような死があっていいのではないか。疋田はそう考えて、安楽死でも尊厳死でもない、「満足死」を提唱していた。

満足死とは、数多くの患者を看取ってきた体験から生まれた疋田の死生観でもあった。
「これからの死は自分で創らんといかんのです。自分の終末期は自分で演じる。そのためには死にゆく人からどういう死に方がいいかを学び、そのためにはどんな生き方をしたら自分の思う死に方ができるか、それを見つけることです」

自分の死は自ら創る。しかし目的は死ではない。それまでどう生きるかだという。

これは決して他人事ではない。たとえば、「寝たきり天国」といわれる日本に対して、スウェーデンやデンマークでは、寝たきり老人はほとんどいないといわれる。寝たきりにさせないための在宅介護を社会的に支援しているからで、これを支えているのが介護労働者（ヘルパーなど介護職従事者）だが、65歳以上の人口１００人あたりの人数で比較すると、日本はスウェーデンの半分以下、デンマークの3分の2（２０１３年）だ。そのうえ時代を経るごとに家族の介護にも期待ができなくなっている。

介護保険制度があっても、寝たきりになったら安心できず、いざというときは家族を頼れないかもしれない。満足な死を迎えるには、家族がいてもいなくても普通の生活がつづけられ、その延長線上に死を創ることだ、と疋田は言う。

満足死が画期的なのは、住民が望む死を実現することだけではなかった。結果として示す数字に驚くべきものがあるからだ。たとえば、「寝たきり老人」が激減したことである。疋田が赴任した当時、拳ノ川《こぶしのかわ》一帯で50人ちかい寝たきり老人がいたが、わずか2年で5人になり、その後は2人と、限りなくゼロにちかい数字を維持している。

「はっきりした病気なら別です。家族は、年寄りは動かんほうがいいと思い、本人も寝るより楽なものはなしと寝つづけているうちに、本当に寝たきりになるケースが多かったんです。といっても当時はリハビリの施設があるわけじゃなし、往診のたびにタンスの引き出しやら掘り炬燵《ごたつ》を利用してリハビリの指導をしました」

寝たきりになると、1週間で筋力の10〜15%が低下し、筋肉の萎縮も起こって2カ月も寝込んだら半分になるといわれている。とくに加齢とともに筋肉量の低下は激しく、寝たきりにならないためには常に運動で負荷をかけてやる必要があるのだ。もちろん高齢になると筋肉が増えにくくなるが、鍛えれば終生強化できるという。

満足死が示す数字はそれだけではない。もっとも顕著な例は国民健康保険料（以下、国保料）だろう。89年、全国的に増え続ける一方だった国保料を佐賀町は下げただけでなく、その後、16年間も据え置いたのである。

また、高齢者がもっとも望む死は在宅死である。90年代をとってみると、自宅で亡くなる人は全国で10人のうち2人にも満たないが、拳ノ川地区の在宅死亡率をみると、実に10人のうち7人以上と、驚異的な数字だ。

満足死は一人称の死

疋田が「満足死」という概念を初めて学会に発表したのが1979年である。日本安楽死協会が日本尊厳死協会とその名称を変えたのが83年だから、その4年前だ。

「満足死」はどことなく泥臭くて、生活臭がぷんぷんする。

白洲正子は1998年に亡くなるとき、死を予感したのか自ら救急車を呼び、待つ間に好きなものを食べ、入院すると間もなく昏睡状態になって息を引き取ったという。最近では96歳で死去した英国のエリザベス女王は、死の2日前にトラス元首相の任命をしていて、医師を呼んだのは亡くなる当日だった。死の直前まで意識が清明で自由に動き回り、日を経ずして枯れるように去っていくことを、多くの人は理想的な死としているが、2人はまさにそんな死だった。「満足死」にはそんなイメージが重なる。

それにしても、満足死と尊厳死はどこがちがうのだろうか。通夜の帰り、雪明かりでぼんやりと光る路を歩きながら、疋田にたずねた。

「尊厳は私もピンときません。ここの住民にも、厳かに尊く死ぬという感覚はおそらくないと思います。よくこう言うんですよ。あんた畑に行って腹が減ったとき、フランス料理を食べるのと握り飯とではどっちがええ？　大抵、握り飯で満足すると言います。握り飯をたらふく食べておいしかったと。その気持ちが死の時に、ああよかった、わしはこれで満足や、と思うのと同じことです。それを尊厳があるかどうかと言われてもピンとこんですよ」

突飛なたとえにわたしの頭の中が混乱している。握り飯とフランス料理でたとえたのは、要は気の持ちようで、尊厳死とは変わりがないということか。

「ぜんぜんちがいます。あんたも気ぃ短いな」

疋田はニヤッと笑ってわたしを見た。吐く息が白い。裾《すそ》のあたりから寒気が身体を伝わってきて思わず身震いする。

「人間の尊厳は理屈ではいろいろ言われますが、その人が本当に尊厳を保っているかどうか、だれが判定するんですか。尊厳という言葉の中には、どこか他人の目を意識しているニュアンスがありませんか。チューブを何本もつけられ、スパゲティ状態で死にたくないというのも、第三者としてあんな死に方をしたくないと思うからとちがいますか。反対にそれを望む人もいます。つまり、尊厳死というのは、二人称三人称の死なんです」

「満足死はちがうんですか」

「ちがいます。満足死は、死を判定するのはあくまで自分です。本人が希望し、その希望どおりにするんです。満足死は一人称の死なんです。だから10人いれば10通りの死があるということです」

「わがままな死ということですね」とわたしが言うと、疋田は笑った。

そのときわたしは、余命2カ月と宣告されたある男性のがん患者を思い出した。ごみ屋敷のような部屋にひとりで住んでいて、末期がんとわかると周囲は入院をすすめた。ごみの中で死んでいくことを想像したら誰だってぞっとしたはずだ。ところが本人は、妻と過ごしたこの家で死にたいと、最後まで入院せずに死んでいった。たしかに誰が見ても尊厳のある死ではなかったが、本人は往診した医師に最後の力を絞って「お世話になりました」と伝えたそうだから幸せだったのだろう。

「満足死の思想は自分が主体ですから、自分を主張せんといかん。もっとも、満足死が一般論として通用するためには、告知とインフォームド・コンセントが常識の域に達してないといかんのです。さいわいにも世の中はそういう方向に流れています」

インフォームド・コンセントとは、病状や治療について患者とその家族が十分に理解できるよう医療者が説明し、患者は自分が受ける医療行為に同意することだ。

考えてみれば、明治以降、いかに生きるかが語られても、いかに死ぬかは語られなかった。昭和に入り、国家のため、あるいは天皇のための死を語っても、個人の死は語られなかった。ようやく今、満足死によって、個人の死が語られようとしているのかもしれない。

人間は生きたように死ぬ

雪が音も立てずに降りそそいでいる。道路には車は一台も走っていない。

疋田は「わかるかなぁ」と呟《つぶや》き、「お通夜でもろた饅頭や。食べたらええ」と、白い塊をわたしの目の前につき出した。わたしは思わず苦笑した。

「ええか、大抵の人は、リビング・ウイル（終末期における医療とケアについての意思表示書）にスパゲティ状態になってまで延命してほしくないとは書きますが、それは建前で、本音は『自宅でぽっくり死にたい』ですよ。ぽっくりというのは、倒れてから死ぬまで1週間程度らしいです。それなら満足な死を迎えたければ、死ぬ直前まで元気でおらんといかんということやろ？　年とっても元気でおるにはどうしたらいいか。つまり、満足な死は死を目標にするんじゃなしに、生を目標にせんといかんということや。今をどう満足に生きるか、その積み重ねが満足死につながるんとちがうか」

「リビング・ウイルにサインすれば安心というわけにはいかないと？」

「そうです。元気なうちから準備しておかんと間に合わん」

「つまり死を待つのではなく自分から準備するということですか」

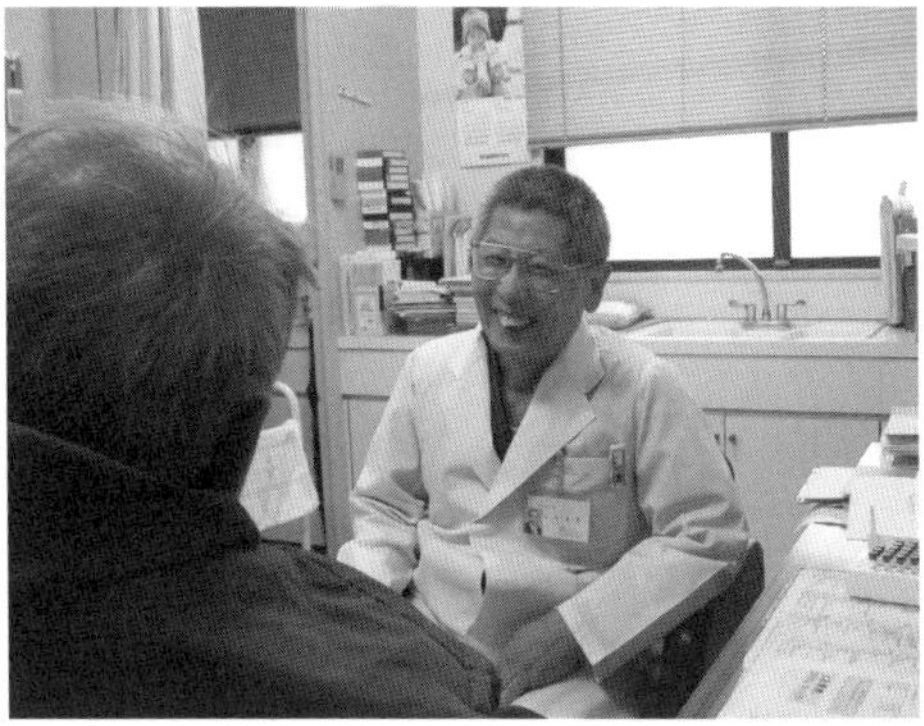

「そうや」と、疋田は人なつっこい目をさらにゆるませた。

「しかし元気なうちから死を準備するなんて、なんだか気乗りしないですね」

「そうやない。満足死は結果であって、それまでの生き方を創るんです」

「満足死ではなく、満足生というわけですか」

「尊厳死協会は死を目的にしていますが、満足死は生が目的です。満足な生活の延長線上に、結果として満足な死があるんです。こういう死に方をしたいというのではなく、満足な死を迎えるには、自分がどういう行動をしたらそれを実現できるか……。人間は生きたように死ぬと言いますが、満足な生活が満足な死につながるんです」

「わかったか」としきりに声をかけるが、わたしはどう返事していいのかわからなかった。

　疋田によれば、通夜の席で故人の死について語るのは、死んでいった人をサンプルにして、どういう生き方がいいか、「死を師とすること」だと言う。疋田の語る言葉の意味は理解できるのだが、わたしの中でうまく満足死とつながらない。

「死を具体的なイメージでつかめる年齢にならんとわからんかもしれんなぁ」と彼はひとりごちたあと、二人はしばらく無言で歩きつづけた。

屋根から雪の落下する音が足下まで響いてくる。町はすっかり静まりかえっていた。

「わからんのやったら明日も診療所へおいで。わかるまで聞いたらよろしい。わしも、あんたがわかるまで答える」

首をぬっと突き出して笑った。

それ以来、わたしは足かけ4年間、「わかるまで」疋田を訪ねることになった。

第一章　寝たきりゼロの町

相手の波長にあわせた医療

高知市から国道56号線を南西に向かって70キロほど走った先に黒潮町という町がある。山々が太平洋になだれ落ちたような地形だ。２００６年に大方町と佐賀町が合併してできた町で、現在の人口は１万５０００人ほど。疋田がいたのは旧佐賀町（以下、「佐賀」）である。ここは東京の千代田区と中央区と港区をあわせたほどの面積に、人口は合併前で４１８０人。26の集落が集まった典型的な過疎地だった。

このエリアは大雑把に分けて西の佐賀地区と東の拳ノ川《こぶしのかわ》地区にわかれる。佐賀地区は漁業を中心とした市街地で、拳ノ川地区は山間部にあって小規模の農家が多い。

この町には佐賀地区と拳ノ川地区の２カ所に町営診療所があり、疋田はそのうちの拳ノ川診療所に勤務するたったひとりの医師だった。

拳ノ川診療所が受け持つのは拳ノ川、伊与喜《いよき》、鈴、橘川《たちばながわ》、川奥《かわおく》など13集落約１３００人。高齢化がすすみ、合併時点でこの地区の高齢化率は29・６％と、３人に一人は高齢者だった。この数字はほぼ現在の日本の姿（２０２１年で29・１％）である。

太平洋と向かい合う佐賀は、江戸時代からカツオの一本釣りで知られ、水揚げ量は県内随一だ。それだけに町の中心部は海岸べりにあり、それ以外の集落の多くは、深い山塊を流れる伊与木川沿いに点在している。疋田がいる拳ノ川もそうした集落のひとつで、零細農家の集落が斜面にへばりつくように点在していた。

真冬の朝6時前、夜明け前で底知れぬ闇につつまれていた。そんな中をぺたぺたと足音をたてて影がよぎる。疋田だった。毎朝、伊与木川に沿った2キロのコースを上半身裸で20分かけて走るのが疋田の日課だった。

初めて疋田に会ったとき、ふくらはぎの筋肉が陸上選手のように盛りあがっているのを見て、老人とは思えない逞《たくま》しさに圧倒されたが、このジョギングを30年以上もつづけていると知って初めて納得できた。

早朝にジョギングをしているというので住民にたずねると、「あれは走ってるのかね。ふらふらしながら歩いてるが」と言われた。たしかに走るというより歩くスピードだ。両腕を脇に添えながら、軽くジャンプしては右足を地面に着地させると、その足をバネにして左足を揚げる。まるでコマ落としのようにスローモーなのである。疋田に伴走しながら真似てみたが、これが思いのほか足の筋肉に負荷がかかった。でもこれが疋田に合ったジョギングなのである。

ようやく東の空が明るくなりはじめる。

「歩くのとあんまり変わりませんね」と、上半身裸の疋田に声をかけると、「そうかぁ」と小さく笑った。両肩から湯気を立てている。

先にも述べたが、歳を重ねて老化を実感するのは、筋力の低下からだ。寝たきりになるのも筋力の衰えからはじまることが多い。筋力が衰えているのに気づかず、若いときの感覚で歩くと、ちょっとした段差につまずいて転倒することはよくある。運悪く骨折でもして1カ月も寝込めば、大抵の高齢者は寝たきりになるはずである。

これを防ぐには筋肉を鍛えるしかなく、もっとも手軽にできるのがジョギングだといわれている。もちろんウォーキングでもいいのだが、同じスピードでも筋肉にかける負荷はジョギングの方がはるかに大きい。どちらを選ぶかはその人の体力に合わせればいいし、走るスピードも同じで、疋田のように自分に合わせて歩くスピードで走ってもいいのだという。個を優先する疋田らしい走り方である。

うす闇の中を拳ノ川診療所に向かうと、疋田はそのまま診察をはじめた。早朝から診療所を開けるのは、日中に家族の送り迎えがない人や野良仕事に行く人たちの要望からである。ジョギングは、眠そうな顔を患者に見せないためでもあった。この時間は看護師も職員もいない。注射から薬の調合まで疋田ひとりの仕事である。

深い杉の山が診療所のすぐ裏まで迫っていた。平屋の診療所は昭和62年竣工の鉄筋コンクリート造りで、まだ古さを感じさせなかった。建物の造りにそれほど奇抜さはないが、診察室のドアには地元の小学生が描いた疋田の似顔絵と一緒に、「インタビュールーム」と書かれた札が下がっている。また、待合室の壁に、

〈患者の権利宣言
一、個人の尊厳
二、最高最良にして平等なる医療を受ける権利
三、自己決定の権利
四、真実を知る権利
五、プライバシーを守る権利
六、転医の時紹介状を受ける権利
当診療所は住民（患者）の権利を守る医療に徹します。〉

と大書された紙が貼られているあたり、他の医療機関ではめったに目にしない光景だ。患者の心にできるだけ近づこうとする疋田の気風が、待合室にあふれていた。

普段は5、6人の患者が待っているはずだが、あいにくこの日は、前夜からの小雨で診療所には患者が1人だった。もしわたしが疋田の立場なら、「なんだ、自分たちで希望したのに失礼な連中だな」と腹を立てただろうが、彼はちがった。

「かわいそうに、雨が降って来れなかったんやなぁ」

疋田はしばしば「相手の波長にあわせた医療を」と言う。患者の本音を聞き出すには、患者一人ひとりの波長にあうようにサポートしなければ効果がないと。それは患者の立場に立った医療と言い換えてもいい。疋田はこれを「オーダーメイド医療」と称したが、地域医療にかける彼の熱意はこのひと言に詰まっているように思えた。

ただひとりの患者をゆっくりと診察し、小一時間ほどするといったん食事をとりに自宅へ戻った。診療所のすぐ横手に、数寄屋風の小粋な家が建っている。疋田がここに骨を埋めるつもりで建てた家である。

道路から斜面を上がったところにあるのだが、駐車場が狭くて車を回転させられないのでバックで降りるしかない。

「もしスリップでもしたらどうするんですか」不安になってたずねた。

「スリップせんでも、バックでそのまま畑にストンと落ちたことがあります。上手に落ちたらしく、けがは何もなかったですね」

疋田は他人事のように言った。

この日の朝食メニューは、パン、ハチミツ、ヨーグルト、牛乳400ミリリットル、トマト2個、キュウリ1本、納豆。その他に地元の名産「胡麻きな粉」が添えられている。胡麻を粉末にしたものをきな粉に混ぜたものだ。かなりの健啖家である。働き盛りの男が食べる量に近く、とても80歳をすぎた人の食事とは思えない。

午前中の診察時間は9時から12時まで。一人の診察時間は平均15分。初診の患者がいないのに診察時間が長いのは、診察の外に患者の愚痴にもつきあうからだ。

この日は、腸が破裂するほどガスがたまっていたという患者を最後に、午前の診察が終わったのは午後1時半だった。

高齢化率47%

わたしが初めて疋田に会ったのは、2003年に米英軍がイラクに大量破壊兵器があるとして攻撃しはじめたころである。疋田が唱える「満足死」に興味があったことはもちろんだが、それを住民に広める過程で、結果として疋田がいる自治体の医療費を下げ、介護費も下げたと聞いて俄然惹かれたからだ。

疋田のいる診療所を訪ねたときだった。「ああ、あんたが奥野さんか。ほな、待合室でちょっと待っててくれんか」と言うと、診察室に消えた。わたしは、待合室の一角にある炬燵が置かれた畳敷きの部屋で待つことにした。ところが1時間経っても2時間たっても疋田はあらわれず、そのうちわたしは炬燵の中で眠りこけてしまった。

何時間経ったのだろう。ようやく診察が終わった疋田は、わたしを診察室に招き入れた。壁には野口英世の写真が飾られていた。野口と面識があったわけではない。ただ彼の自伝を読み、「継続は力なり」ということを学んだという。どんなに小さなことでも継続すれば、やがてそれは大きな力となる。疋田はそのことを胸に刻み、ここにやって来ると真っ先に野口の写真を飾った。

疋田は京都大学で医学博士号を取得し、天皇手ずから授与される名誉ある賞の「保健文化賞」や農村医療のパイオニアである故若月俊一（長野県佐久総合病院名誉総長）を記念した「若月賞」を受賞し、日本プライマリ・ケア学会が認定した指導医でもある。これらの認定書を壁に飾ればそれなりに権威づけになるのに、疋田はそういうことにまったく頓着しない。というより、そういうことが嫌いなのである。

疋田は机の前に座ってわたしに言った。

「さてと、あんた、午後はどうする？」

拳ノ川診療所が管轄するエリアの中で、「伊与喜」と「鈴」の集落は、週に2回ずつ出張診療することになっている。この日はもっとも遠い「鈴」へ出張診療に行き、そのあとは往診の予定だった。もちろん聞かれるまでもなく、疋田について歩くつもりだった。

急いで昼食を終えると、わたしは疋田の車に同乗して「鈴」に向かった。

「鈴」は、拳ノ川診療所から8キロほど東にある。そこは海岸のへりにあって、漁業を生業《なりわい》とする小さな集落である。人口は139人（03年）で高齢者は65人。高齢化率は実に47％だ。

「この町の医療を考えるなら『鈴』を研究のフィールドにすればいい」と疋田は言う。同時に日本の未来の縮図でもある。いずれ日本は、東京や大阪などの大都会を除けば、日本全国がほぼ「鈴」並みの高齢化率になると言われているのだ。

「鈴」まで車で20分から30分。途中のほとんどが山あり谷ありの急峻な地形で、山腹に沿ったつづら折りの道を登ると、あとは海岸端の「鈴」へと急勾配の坂を降りて行く。

道路はとりあえず舗装されているが、全行程がヘアピンカーブの連続で、それもガードレールの切れたところが多く、かなり危険な道路だ。窓から見ると、急峻な崖が海に向かって壁のようになっていて背筋がぞくぞくする。疋田が赴任する前のことだが、往診していた医師がここから転落したことがあったという。それ以来、医師が「鈴」に行くときは必ず運転手がつくことになった。

居眠り先生

はるか眼下に海が見えると、「鈴」の集落が足元から近づいて来た。

川沿いに「鈴出張診療所」の建物が見える。いくつもの山が海になだれ落ちたような地形で、よくぞこんなところに集落をつくったものだと感心してしまう。

木造二階建ての、消防署分室もかねた建物の前で、数人の住民が待っていた。疋田の姿を見て手を振る。疋田も手を振り返す。

「先生、遅いき、どうしたかと心配しおったでよ」

「悪い悪い。ちょっと急患があったもんやからな」

1時間以上も待たせたのに、待っていた患者は文句ひとつ言うわけでもなく、そうかそうかと笑顔でうなずいている。なぜなら、自分が急患になったときに、この先生ならきっと診察を放り出しても駆けつけてくれるだろうと思うからだ。

海から汐を含んだ風が斜面をはいあがってくる。

「鈴」には海蔵寺という寺がある。寺というより、方形のごく普通の民家である。ここには地蔵菩薩、観音菩薩、弘法大師の像が三体安置されていて、この寺ひとつでここの住民の信仰をすべて引き受けるという便利なお寺だ。また、住民が大きな手術をするときは、部落中からこの寺に集まって手術の成功を祈るという。ここでは地域社会が目に見えるかたちで残っていた。

このあたりは比較的塵肺《じんぱい》と肝炎の患者が多い。塵肺は土讃線のトンネル工事に駆り出されたのが原因で、それがいまあらわれているのだそうだ。肝炎は、戦後の集団予防接種などが主要原因とされているが、ここでは鍼灸《しんきゅう》がさかんだったことも感染拡大に輪をかけたのではないかと疋田は推定している。むかしの鍼灸師は打つ前に鍼を舐《な》めたからだそうだ。この出張診療所に来る患者のほとんどは、肝炎の慢性患者だった。

ここでは疋田よりも、忙しいのはもっぱら看護師である。

「こんなことのために出張診療所をつくるのは無駄やと言う人もいるけど、ここから拳ノ川の診療所まで運転を頼んだら、往復で３０００円ぐらいお礼をせんといかん。わずかな年金で暮らしてるのにかわいそうやないか」

そう言ったかと思うと、いつの間にか椅子に座ったまま居眠りをはじめた。出番がなくなると5分でも眠るつもりだ。車に乗り込むといきなり居眠りしたのも驚いたが、疋田はどこでも居眠りをする「居眠り先生」だった。

寝たきりゼロの町へ

「鈴」の出張診療所を閉めると、疋田は看護師たちを帰した。これから夜までの数時間が、疋田にとってもっとも大事な往診の時間である。

「往診は私の医療の原点です」と言うが、それならなぜ看護師を帰すのだろう。不思議に思ってたずねると、疋田は困った顔で「規定で勝手に看護師を連れて往診してはいかんのです」と笑った。疋田は普段から「24時間診療」を宣言していて、それに公務員の看護師を巻き込めば労働時間などで労働基準法違反の問題が出てくるのだろう。看護師を帰したのは「これからは私が勝手に往診する時間」という意味のようだ。

初めて疋田に会ったときだった。彼に往診もするのかとたずねた途端、唖然とした顔でわたしに言ったことがある。

「普通に治療するんやなしに、生活の医療をやろうとしてるんやから、生活が見えなかったらできんでしょ？　生活を見るには往診がいちばんなんです。地域医療をしながら往診しない医者がいたらもぐりですよ。こういうところは家庭が病室だと思ったら楽です。往診というのは、私が診療所から各家庭の病室に行くんです。おうちに着くまでは病院の廊下と同じだと考えればいいんです」

このときのわたしは、「家庭が病室」と言った疋田の言葉が、疋田にとって重要なキーワードであることをまだ知らなかった。なにしろ、往診先の患者宅で「ちょっと便所を」と、勝手知ったる他人の家とばかりにたびたびトイレを借りるので、「そんなに頻繁にトイレに行って大丈夫ですか」と疋田を心配していたのである。

「ここでも生活習慣病が多くなっていますが、こういう病気は生活の現場を見んとわかりません。往診に行ったらトイレを借り、冷蔵庫を見せてもらう。そうしたら生活がよく見えます。臓器だけ診て生活がわからんようでは、その人にあわせた治療なんかできんとちがう？　ああせい、こうせい言うのは簡単です。だけど生活習慣病のようなものは薬よりも、動機付けが必要なんです。そのためには家庭の事情を知らんといかん。それが響働《きょうどう》でもあるんです」

疋田は「指導する」とは決して言わない。「言うのは簡単ですが、大抵は実行してくれません。指導とは、頭の中にあるものを他人に押しつけることですから」と言う。ではどうするのか。人それぞれ波長があり、それに合わせて行動することだと。それには患者の生活を知れば、相手の波長に合わせられる。これが疋田の言う「響働」の意味だった。往診は地域医療の原点なのである。

往診と「響働」の相乗効果は劇的だった。なぜなら、先にも述べたように、50人いた寝たきりの高齢者を2年で5人にまで減らしたからである。

家で死ねたら本望

拳ノ川に赴任して以来、疋田はさまざまな住民教育に力をいれた。当時はめずらしかった予防医学を広めるためだった。そのひとつに『健康出前教室』がある。なんとも泥臭いネーミングだが、疋田はけっこう気に入っていた。

各集落には小さな公民館がある。疋田がそこへ出かけ、たとえばこのあたりに多い高血圧について語ったり、住民がいだいている疑問に答えたりするのである。

「橘川」という集落であった『健康出前教室』に同行したときである。参加したのは50～60代の住民20名。歳をとったら何を望むかという話題になった。

「あんた、何が望みや」疋田がたずねる。

「家族みんな仲良うできたらええ」と男性は言う。

「あんたは？」

質問を向けられた女性たちは、目を見交わしながらそれぞれ、

「子供の世話にはなりとうないね。元気やったら自分の好きなこともできるきい」

「やっぱあ、家で死ねたら本望やね。家で家族に看《み》てもろうて死ぬのがいちばんやきね。

みんな、ぽっくり死にたいと思とるわ」

笑い声が公民館の天井にこだまする。彼らは死をじつに陽気に語っていた。

「そうか、ぽっくり死にたいと思うなら仕事したらよろしい。それも他の人が喜ぶような仕事をしたらいい」

「なかなか身体がいうこときかんでぇ」

「自分の身体を元気にしとくと死ぬときに楽です。働いたら元気に死ねるで。いままで元気に死んでいる人はそうしてるやないか」

「ほいたら、元気でいたかったら死ぬまで働くことやな」と髪をひっつめた女性。

そのとなりにいた男性が「そりゃきついで、先生」と疋田に向かって言う。

再びどっと笑った。

「働くいうても、若いときのように金のために働いたらいかん。自分の健康のために働くんです。最近は洗濯も機械がしてくれるけど、干し物を取り込んでたたむぐらいはできるやろ。それも働くことや。家にいても役に立つ年寄りは歓迎されるで。働いたら嫁もニコニコして家庭円満とちがうか」

疋田によると、高齢者の望みは一に家庭円満、二に子供の世話になりたくない（家族に迷惑をかけたくない）、三に家で死にたいで、この三つは今も変わらないらしい。ところが、国が率先して在宅死をすすめても、簡単に自宅で死ねなくなったようで、在宅死は２０１９年で13・６％と高嶺の花になったままだ。

90年代、高知県の在宅死亡率は18％前後（現在は11％弱）と、全国平均の在宅死亡率に近かったが、佐賀全体ではなんと54％だった。これが拳ノ川地区になると実に70％をこえた。住民の一人ひとりが、疋田が提唱する「満足死」を理解しているわけではないが、彼らが望む在宅死をバックアップする疋田の存在があったからだ。もっとも、この数字は90年代末頃から急速に低下していき、黒潮町になってから深刻な問題を投げかけているが、そのことはのちに詳しく述べる。

妻の腕の中で眠る

なぜ在宅死を望むのか。輪郭だけでも理解できないだろうかと、わたしは97年に85歳の夫を看取った谷八百恵《やおえ》を訪ねた。

八百恵は鈴出張診療所のすぐそばに住んでいた。

八百恵の夫はカツオ船の漁師だった。91年に突然尿が出なくなり、検査を受けたら前立腺がんと診断された。手術はとなりの四万十市の市民病院で受けた。となりといっても「鈴」の自宅から車でゆうに1時間はかかる。疋田は主治医だったから、日曜日ごとにこの病院を訪ねた。大病院の担当医より、疋田のほうが話しやすいだろうとの配慮だったが、患者の便の始末までする医師を見て見舞客は唖然としていたという。

このとき八百恵は、疋田から、「がんと告げますか」と言われたが、「うちの人は気がこまいけに、もしも知ったらぐたっとくるけ、言わんでほしい」と断った。

手術の予後もうまくいき、さすがにカツオ船には乗れないが、その後は沖でイカ釣りをしたり伊勢エビを捕ったりしてのんびりと暮らしていた。ところがある日、風呂に行こうとすると、突然「よう歩かん」と言い出した。がんが脊椎に転移していたのだ。やがて腰から下の感覚がなくなり、寝たきりの状態になってしまった。

とりあえず入院したものの、余命いくばくもない状態だった。

声は大きいが、周囲に気兼ねする夫は家に帰りたがった。そこで八百恵は、夫を慮《おもんばか》って疋田に相談した。

「病院は嫌やろな。家のほうが気楽でええやろ」

疋田から言われると、八百恵は早々に夫を退院させた。

治療できるなら病院に入院していた方が治る確率は高くなるが、治らないなら病院にいるのは無駄だ。むしろ社会から隔離されてより悪くなるだけである。

翌日から、看護師の松岡桂子が毎日のようにやって来た。疋田も週に2回往診した。痛みはモルヒネの飲み薬でコントロールしたが、動くと顔を歪《ゆが》めたという。

やがてカツオ船に乗っていた息子や嫁いだ娘も戻ると家の中が騒がしくなり、久し振りの一家団欒に夫は笑顔を見せた。

家に戻ってから気分も落ち着いたのか、夢をよく見たという。

「4カ月ほど家におりましたが、あれは亡くなる20日ほど前でした。夢の中で、『さあ、網を持て、その四隅を持て』『おまえはこっちの網を持てぇ』と言いよりましてね。夢の中で歌い出したこともありました」

あるとき、「父ちゃん、きょうは気分がいいみたいだから、歌でも歌うかね」と声をかけると、夫は「歌ってくれ」か細い声で言った。八百恵は「そんならお父ちゃん、いっしょに歌おうよ」と、二人で手拍子を取った。

「私といっしょに歌《うと》うたのは『さのさ節』やろか。ほかに『大漁節』も歌《うと》うたろか……。そうそう『よさこい節』も歌うたねぇ」

夫は声にならない声で、必死に八百恵の歌にあわせようとした。喉から絞り出すような夫の歌声に、八百恵は歯を食いしばって涙をこらえたという。「歌は好きやけど、下手でねぇ」と笑いながら、彼女は夫と歌った日数を指折り数える。

あるとき夫はぽつりと「網もおじゃんじゃねぇ」と寂しそうに言った。もう二度と漁に行けないことを承知していたのだろうと、八百恵は推し量る。そのころになると、夫は死を受け容れつつあるのを感じたという。

次第に介護が重くなるのを気遣った疋田は、八百恵に「ヘルパーを派遣してもらったらどうか」とすすめた。八百恵は夫にたずねると、「おまえだけで上等や。わしらだけで泣いたり笑ったりして暮らそうや」と言った。

最後に歌ってから数日後、八百恵は「牛乳でも飲もうか」とたずねた。夫は「うん」とうなずき、一口飲むと妻の腕の中で静かに息を引き取った。

八百恵は黙って夫の亡骸《なきがら》をかかえ、

「お父ちゃん、よかったね」

そっと声をかけた。

「死ぬ前の4ヵ月間、主人とすごせてほんとによかったと思います。主人は声が出んかったき、私に歌うてくれってずいぶんせがみました。むかしは主人といっしょに船にも乗って、よう二人で歌いました。それが死ぬ間際までいっしょに歌えたき、私はもちろん、主人も満足やったと思ちょります」

松岡は、患者の死後も、家族の悲しみを癒すために通いつづけたという。

患者と死を語る

わたしは疋田の車に同乗すると、八百恵の言ったことを伝えた。疋田は「そうか、そうか」とうなずきながら、当時を思い出したのか目を潤ませていた。

往診の車は、川奥という名前の、文字どおり川沿いにある奥地の集落へと向かっていた。

「自宅で死を迎えたいというのは、当たり前のことや。家に帰れば柱についた傷ひとつにも家族との物語がある。楽しかったことが走馬灯のように浮かぶんです。家に戻るだけで、大病院にまさるとも劣らない治療ができることもあるということや」

疋田はこれを「イメージセラピー」と呼んでいた。

「昔の結核病棟もそうだったと聞いたことがあります」

疋田の運転に、わたしは体をこわばらせながら、正面を見つめたまま言った。

「ほう、よう知ってるなぁ」

「わたしの実家がある町はずれに結核病棟がありましたから」

「結核病棟に入ったら面会もままならんし、当時は抗生物質が高価やから治療もできん。どうにもならんから、少しでもおうちの環境を持ってこようと『病院に家庭を持ち込め』と言うたんです。見慣れた置物や家族の写真を持ち込んだり食事を変えたり、家庭の環境に近づけました。そしたら症状が軽減していい方向に向かう患者さんが出てきたんです。あれは日本発の立派なホスピスですよ」

道路は川に沿ってつづいているが、奥へすすむにつれて次第に細くなり、やがて車がぎりぎり通れるほどの幅になった。山を削ってつくった道らしく、一方は岩肌が剥《む》きだしになった崖で、反対側の4、5メートル下から水の流れる音が聞こえてくる。もちろんガードレールはないから、ハンドルを切りそこねたら大事だ。

この先に疋田が往診する患者の家があるのだが、それにしても、よくぞこんな恐ろしいところをとおったものだと、あらためて疋田の度胸に感歎する。後日、日が落ちてここをとおったことがあるが、車のライトが当たるところ以外は底なしの闇で、まるで宇宙空間を漂っている気分だった。

「結構スリルがありますね。川に転落したらと考えたら怖くなりませんか」

わたしがたずねると、疋田はさらりとこう言った。

「川には転落しなかったけど、田んぼには転げ落ちました」

道なりに右折しようとしたが、暗闇の中で気がついたら前輪が宙に浮いてそのまま道路下の田んぼへ横倒しになったという。異様な物音で気がついて近所の人が飛び出してみると、疋田は裸足でおろおろしながら、

「靴が見あたらんのよ」

と言ったそうだ。さいわい横転したのが川の1メートルほど手前の棚だった。疋田は危機一髪で助かったのである。彼にはこういうことがよくあるらしく、国道で居眠りをしてセンターラインをこえ、対向車のトラックと正面衝突しそうになってあわててハンドルを切ったら、6メートル下の田んぼにジャンプしてそのまま着地したこともある。

疋田はまるで他人事のように言ったが、町役場としては気が気でなく、それ以来、アルバイトの運転手をつけることになった。

まずは「川奥」に住む104歳の女性を往診した。数年前まで入院していたが、どう

しても家に帰りたいというので、疋田が往診するという条件で退院したのだという。「寝たきりにならないで100歳を迎えたい」という希望はほぼ叶えられたが、このときはベッドに寝ている時間が多くなっていた。ただおしゃべりが好きで、朝5時に起きると、家族をつかまえては一日中しゃべっていたそうだ。疋田の大ファンで、疋田が帰るというと袂をつかんで放さないため、玄関を出るのが大幅に遅れてしまった。

車に乗り込むと、体調を崩して臥せっているという今西睦の家に向かった。

よれよれのシャツの上に、これもまたよれよれの作務衣《さむえ》を着た疋田はさっさと車のドアを開けて降りた。知らない人が見たら、農家のおじいさんと思うかもしれない。疋田は後部座席から合成洗剤のケースを取り出した。往診のはずなのに、洗剤なんかどうするんだろう。首をひねっていると、なんとそのケースには注射道具や包帯などが入っていた。もちろん何年も使い慣れた往診カバンも持っているが、それほど込み入った病状

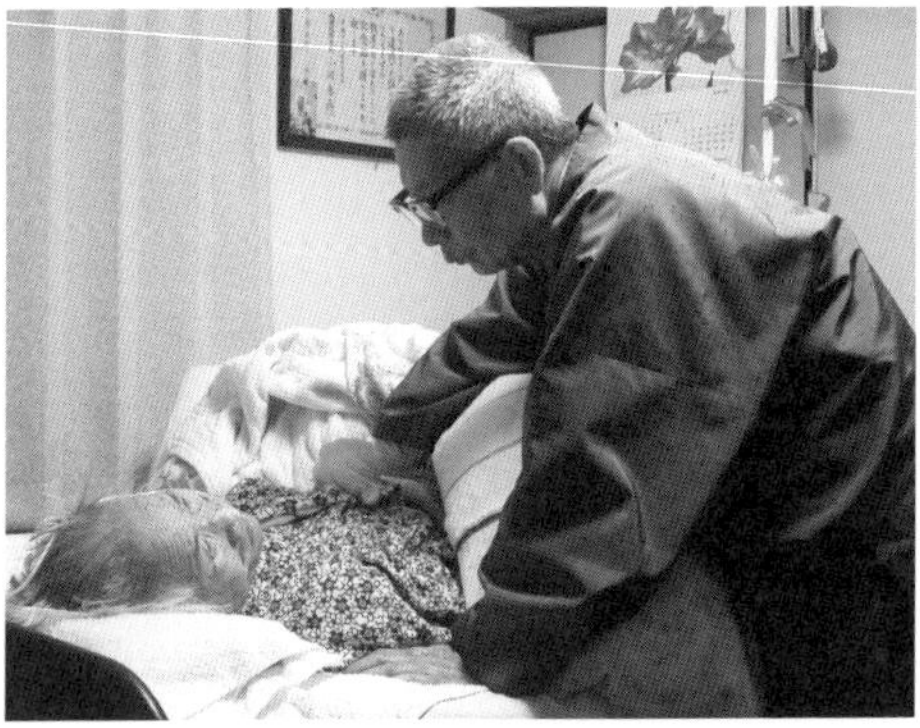

でなければ身近なものを利用することがよくあるそうだ。狙ったわけではないが、患者はそれを見て、緊張するよりも先に笑ってしまう。それだけで患者と医者の間にある垣根がとれ、コミュニケーションが生まれることもあるという。

医者ならともかく、他人のわたしが女性の寝間に入っていくことに躊躇していると、疋田はわたしに上がれと合図した。

「先生、来るのがいつも突然なんだから」

と言いながら、今西は寝間着の襟をただしている。診察はすぐ終わったが、それよりも彼女は「満足死の会」に入ろうかどうか迷っていて、疋田とはこれからそのことで話し合うのだそうだ。今西にはきょうだいはいるが、夫や子供がいない。だから、入会しても希望が叶《かな》えられるか不安なのだという。

「私の希望は延命してほしくない、苦しまないようにしてほしいということなんですけど、先生、延命ってどこからが延命なんですかね」

「最近は脳が死んでも心臓や肺だけを動かす機械ができたからね。治る見込みがないのに生かそうとするのが延命で、治る見込みがあればそれに集中します」

「私が満足死の会に入って、延命してほしくないと書けば、死ぬときにそうしてくれるんですか」

「普通はそうです。ただ、家族の反対があれば、医者は家族の言い分に従うことも多いようです」

「それが問題だよ。うちの従妹だけど、意識不明で病院に担ぎ込まれて、植物状態が3、4年つづいたとですよ。いろんなチューブを鼻から口からいっぱい入れられ、すっかり様子が変わってしもうた。生前から延命治療はしてほしくないと言ってたのに、現実にそうなったらだれも延命治療をやめてほしいとは言えんでしょ?」

「できれば元気なうちに家族と話し合っておくことがええな」

「いったん延命装置をつけると、はずしてくれと言ったその人が殺したようになるから、取りはずすのはむずかしいですよね」

「そのためにも自分の意思をはっきりさせておくことや。本人の承諾があれば延命装置をはずしてもかまわんのやけど、医者は家族の意見に従いやすい。だけど、今は延命を断っても、本人の同意があれば自然死と認められるようになっていますから、希望どおりになることが増えてきています」

「延命治療をしてほしくないと書いても、一日でも生かしてほしいと思うのが人情やから、そうもいかんでしょ。それに世間体もあるやろうし」

日本人は死について語りたがらない民族といわれる。この世こそすべてと信じているわけではないだろうが、一般的に死に別れる話は避けるというのが社会的な風潮である。だからか、二人の会話を聞いているだけで、わたしは緊張していた。

このときの今西は、明日にでも入院するかというほど体調が悪く、死を身近なものに感じていた。その今西と死の議論をしている。病人の前で、死について語ることができるのも、疋田の人柄なのだろう。

帰り際、何気なく振り向くと、今西は疋田の背中に手を合わせていた。

診療は一日24時間

疋田は今西の自宅を出ると、特別養護老人ホーム「かしま荘」に向かった。「かしま荘」は、太平洋が見渡せる絶景の地にある。入所しているのは佐賀の市街である海岸べりの町の住民が大半だが、疋田の患者も数名入所していた。

老人介護施設では通常、医療費が介護報酬に包括される「マルメ」という定額医療制度をとっているから、薬もできるだけ施設に常備しているもので間に合わせようとする。

さらに「かしま荘」の建物は佐賀の所有だが、管理は中村市の開業医で、30キロ弱も離れた先にあるため、日中はともかく、夜間に急患があると間に合わないこともある。入所者の家族もそれが不安らしく、

「私の患者が施設に入ると、施設医のかわりに私を頼んでくれと言うらしいです」

というわけで、往診区域外にある老人ホームにも往診しているのである。

疋田が「かしま荘」の廊下を歩くと、部屋から出てきた女性の高齢者が、いっせいに疋田に視線を送っている。それも医師に対してというより、異性に対する視線のようだったから、わけもなくドキッとしてしまった。どこからともなく「きゃあ、先生」「先生、久しぶり」といった声が飛ぶ。数人が「お兄ちゃん、ごめんな」とわたしを強引に押しのけ、疋田の手を握って離さない。ここでの疋田はだれにも負けない人気者だった。

住民の中でも、とりわけ高齢者は疋田を頼り切っていた。このあたりは各集落に防災無線のスピーカーが取りつけられていて、緊急事態があるとこのスピーカーで住民に伝えることになっている。疋田は学会に出席するため、年に数回は佐賀を離れるのだが、当初はそのことをスピーカーで伝えると急に具合が悪くなったり、熱を出す患者が続出

したという。それからは留守にするときは、患者にはわからないように回覧板で伝えるようになった。

この日は往診を終えて診療所へ戻ったのは夜7時だった。すでに診療所には患者が数人、疋田を待っていた。食事もそこそこに夜の診察がはじまる。これで疋田の一日が終わったわけではない。もしも深夜に電話があれば往診に出かける。それでも朝は5時起床だから、毎日が睡眠不足だった。

疋田の診療は24時間。これを30年以上もつづけているのだ。

そんなに無理して疲れませんか。わたしがたずねると、疋田はこう言って笑った。

「患者さんが待ってるのに断れんやろ。それに私が好きで楽しんでやっているんやから、それは無理とちがうやろ？」

第二章

広域総合病院構想

23歳の軍医殿

疋田は一日のほとんどを住民への奉仕に費やしている。なぜこんな途方もない人生を選ぶようになったのか、なぜ「満足死」などという概念を提唱するようになったのか。疋田といっしょにいると、そんな疑問が次々と浮かんでくる。

1921年、疋田は滋賀県の琵琶湖のほとりにある彦根で、9人兄弟の末っ子として生まれた。実家は商家で、家族には疋田のほかに医者はいない。近江商人の町らしく、疋田の兄たちは商業学校を出ると商売の道にすすみ、姉も商家に嫁いだ。

父は琵琶湖でとれる魚の卸しをしていた。琵琶湖西岸の漁師と年間契約で魚を購入し、それを仲買人に売るのである。それとはべつに、母はその魚を彦根の町で売り歩いた。幼少時の疋田は、この母の袂《たもと》をつかんでいっしょに歩いたという。

医師を志したのは、この母から「うちは魚を殺生して食べさせてもろてるんやから、おまえはお医者になって人助けをして供養しておくれ」と、毎日のように聞かされて成長したからだという。

この母親からよく教えられたのは、近江商人の行動理念である「売り手よし、買い手よし、世間よし」の「三方よし」だった。売り手が儲かり、買い手は喜び、その利益を住民に還元して世間がよしとすれば、その商売は必ず繁盛するという人生哲学だ。これはのちに「満足死」の考え方に大きな影響を与えた。

疋田が地元の旧制中学を卒業するころ、盧溝橋事件を発端に日中戦争へと拡大し、新聞にも戦死者が出たことが報じられるようになった。

「あんなとこで死ぬのはかなわん。どうせ戦争に駆りだされるんやったら、軍医のほうが戦死する率も少ないんじゃないかと考えたわけです。親に相談したら、そんならできるだけ早う医者になれと言われましてね」

こうして疋田は、高槻市にあった大阪高等医専（現大阪医大）に入学する。当時、医専には四年制と五年制があったが、大阪高等医専は五年制だった。

１９４４年に大阪高等医専を卒業すると、陸軍委託生として東京・戸山にあった陸軍軍医学校に入学。１年の予定を半年繰り上げて45年４月に卒業した。

軍医学校を卒業すると京都師団司令部付きに配属された。

やがて、米軍の本土総攻撃を見越し、あらたに国土防衛のため、京都に山城師団が編成された。疋田はこの師団の連隊衛生隊長として、立命館大学と同志社大学の学徒隊１

50名を連れて神奈川県茅ケ崎の海岸に出動した。といっても連日タコツボ掘りをしただけで終戦を迎えた。終戦の翌年春、疋田は国立京都病院（現在は京都医療センター）への転勤命令を受ける。

「しばらくすると舞鶴に引揚船が着くようになりました。上陸した兵隊の8割が栄養失調とマラリアで、あとは結核でした。病院まで約20キロの距離を4台のトラックでピストン輸送したんです。大勢の患者さんですからベッドなんかに寝かせられない。兵舎の床に毛布を敷いて寝かせました。腹が減っているから盗み食いをするんです。飢餓状態のときに高濃度の栄養が入ったらいっぺんに身体が駄目になります。せっかく祖国の土を踏んだのに、家族にも会わず、故郷の風景も見ずに死んでいく姿をいやというほど見せられました。情けないというか、打つ手がないんです。そのとき母の言った『供養せい』というのを初めて身にしみて感じました」

結核との闘いと公衆衛生

戦後、疋田はこの病院の公衆衛生課に勤務するが、軍隊時代の上官でもあった上司から、結核を担当するように命じられた。

当時の結核は「鳥が鳴かない日はあっても、結核患者の死なない日はない」といわれ、まさしく死の病だった。結核の治療には大気、安静、栄養が三原則といわれたが、食糧不足で肝心の栄養が摂れないからほとんどが腸結核で死んでいった。

「薬がない、栄養剤がない。手の打ちようがないんです。そういう患者を見せられても、助けるというより、苦痛のない死に方をしてもらいたいと思うしかないです。医者はどうしたらいいんですか。やりきれんですよ」

疋田はボロボロ涙を流しながら言った。敗戦と結核。この2つがのちに疋田の医療に対する考え方に大きな影響を与えることになる。

当時、結核で死んだ患者は、家族の了承を得て病理解剖をさせてもらったが、年に平均75体解剖したという。

「解剖には通常2時間ほどかかります。その結果が書類になるのが、ちょうどお通夜の最中でした。解剖させていただいたのですから、親戚の方たちにも納得していただくために説明に行くわけです」

このことがのちに、冒頭の『お通夜教室』につながっていくのである。

結核予防法（1951年）ができると、結核菌が検出された人は強制的に入院させられた。治る見込みもなく、面会もままならず、ひとりベッドで寂しく死んでいくのを見て、疋田はなんとかならないだろうかと考えた。

疋田によれば、当時、聖路加国際病院の日野原重明医師は、家庭を病院に持ち込めと提案していたという。家に飾っていた掛け軸や家族の写真を病室に飾り、病室に以前の暮らしを持ち込むことで、人間が自ら持つ治癒力を引き出そうという考えで、これを知った彼は藁《わら》をもつかむ思いで実行した。すると、

「それまで食べられなかった食事が摂れるようになったり、微熱が下がったりして症状が軽くなる患者さんが出てきたのです」

のちに詳しく述べるが、佐賀に赴任したのち、家庭に病室を持ち込めと『広域総合病院構想』を立ち上げたが、これはこのときの経験を基に発想を逆にしたものだ。

1953年になると、結核による死亡数が半減した。

結核患者が減少したのは抗生物質の普及によるといわれる。実際、48年から国内でも本格的にペニシリンの生産がはじまり、さまざまな抗生物質が海外から入って来た。とりわけカナマイシンやストレプトマイシンは結核によく効いた。

しかし、当時の抗生物質は、アンプル1本で公務員の月収がとんでしまうほど高価な

ものだった。そのうえ絶対量が少なく、小分けして使ったために症状を軽くする程度が関の山で、治癒するまでには至らなかったという。疋田は結核患者の半減は抗生物質よりも、予防医学と公衆衛生の成果だと言った。

「当時は早期発見と強制隔離で、罹患《りかん》した人を病院に入れて死なせたんです。だから抗生物質が出てこなくても相当数は減少していたと思います。そこに予防医学で発生を抑えたんです。影響が大きかったのはＢＣＧでした。一民族が50年から１００年かかってできる免疫を、ＢＣＧを強制することでほぼ10年で獲得できました。民族が免疫を持てば、蔓延は抑えられます。そこにツベルクリンなどで早期に発見できるようになり、朝鮮戦争をきっかけに経済が回復して食糧事情がよくなりました。食糧事情が悪いと、薬があっても効かんことが多いです。つまり免疫がついたときに栄養状態もよくなって、体力がついたことで死者が半減したというわけです」

予防医学をやりたい

結核に一貫してかかわった経験が、疋田に予防医学の重要性を痛感させ、これが後に僻地《へきち》へ向かわせることになった。

普段から「医長は50歳で辞めるべし」と公言していた疋田は、内科医長になって50歳に近づいたのを汐に、自ら責任をとるためにも退職を決意した。妻はひそかに院長に直談判し、なんとか退職させないようにと頼み込んだ。院長も他の国立病院の病院長を世話するからどうかと慰留したが、結局彼はこれを固持して辞職した。

どうせ辞めるなら、あとは好きなことをやって余生を過ごしたい。そう考えたとき、彼は結核で大きな成果をあげた予防医学を実践しようと決意した。

予防医学を実践するのに理想的なフィールドは800人ぐらいといわれていたので、1200人から1300人までならひとりでも管理できるだろうと疋田は考えた。

当時は無医村地区が多く、そういうところの自治体は、医者を求めて雑誌に広告を掲載していた。疋田は『醫事新報』という雑誌の求人欄を片端からチェックし、その中から高知県幡多郡佐賀町を選んだ。今の黒潮町である。当時の佐賀には26集落があった。彼が診療圏とするのは佐賀の北東側半分、拳ノ川を中心とした13集落1500人というフィールドだった。これは、彼が想定していた数に近かった。

しかし妻は、京都からいきなり僻地へ行くことに大反対した。疋田には3人の子供がいたが、すでに全員独立していて身軽な立場だ。なんとか妻を説き伏せようとしたが、最後まで説得しきれず、あさま山荘事件や日中国交回復などで日本中が騒がしかった72年、疋田はひとりで拳ノ川診療所の医師に赴任した。妻が夫の後を追って、しぶしぶ拳ノ川にやって来たのは、それから半年後のことである。来た以上は文句ひとつ言わなかったそうだが、妻にすれば「何度逃げ帰ろうと思ったかわからなかった」という。

妻は腹を据えてやって来たが、妻としての役割以上に疋田をバックアップしたわけではなかった。満足死についても、反対はしないが積極的に協力したわけではない。そんな妻に疋田は、「わしには目的があったが、あいつには目的もないのに来させた。わしの都合で人生を狂わせてしもうたんやから、かわいそうなんや」と同情し、文句を言わないかわりに、手伝ってくれとも言わなかった。

拳ノ川は、初めて訪れる都会者には際涯《さいがい》の地である。都会の夜とちがい、ここにあるのはまさに漆黒の闇だった。明かりといえば、川沿いに点在する家から漏れてくる光が川面を照らすか、星明かりだけだ。京都の街中からやって来た妻にすれば、世捨て人の気分だったことだろう。しかし疋田は、ここにやって来たとき、まったくそういう感じ方をしなかったという。心を躍らせ、これから新しい予防医学ができることへの喜びと、そして希望に輝いていた、と言った。

一生涯一カルテ

佐賀に着任した翌日、疋田は歓迎会の席でこう挨拶した。

「ここへは予防医学を実践するためにやって来ました」

当然、拍手で迎えてくれるものと思ったのに、意外にも彼らは疋田の顔をじっと見るだけで、場がしらけたように静まった。彼らは予防医学とはどういうものかまったく知らず、それを口にする目の前の医師は何者だろうと訝《いぶか》ったのだ。

疋田の予防医学における概念に「ＰＰＣ」というのがある。ある意味で疋田の医療における原点でもある。

本来、ＰＰＣは看護用語の Progressive Patient Care のことである。従来のように患者を診療科別に分けるのではなく、患者の病状と看護の度合いによって患者をわけてケアしようという考え方で、「段階的患者ケア方式」と訳されている。ＩＣＵ（集中治療室）もこの発想から生まれた。ただし疋田の言うＰＰＣは Progressive People Care、つまり、Patient（患者）ではなく People（住民）だった。Patient と People のちがいは、個人か大衆かのちがいである。

「検診すれば住民の健康状態がわかります。その病態によって、中程度から軽度の患者さんは診療所で、健康な人はより健康に、それぞれの病態にあわせてお世話させてもらおうという考え方です。通常は、具合が悪いとやって来た患者さんを医者が処置するだけです。もっとも、それ以前に患者さん自身が、この病気やったらあの診療所は頼りないさかい、こっちの病院に行こうとか、勝手に決めていました。そうじゃなしに、検診で全体に網をかけて、患者さんの症状にあわせて私が医療機関をお世話するというやり方でした。大衆を相手にした医療をするわけです」

つまり、一人ひとりの患者ではなく「全住民の年齢と健康状態に応じてお世話する医療」を考えたのだ。これが疋田の言うＰＰＣだった。

しかし疋田を迎えたのは、住民の「無視」だった。

「予防医学そのものがわからんから、反発というよりもネグレクトでした」

ＰＰＣの基礎は住民のデータを集めることだ。それにはまず住民の健康台帳をつくることだが、これには疋田独自のカルテづくりがある。

たとえば風邪をひいた患者でも、初診時に家族歴や職業はもちろん、病歴から結婚、性格、宗教、経済状態、たばこや酒などの趣味嗜好といったことを事細かく聞き取り、逐一それをカルテに書き込んでいった。

「だいたい三親等までのことを聞いたんです。基本的に聞くのは病歴と家族歴です。腎臓性の糖尿病があるとか、卒中があったとか。そうすると、この人は糖尿に気をつけんといかんとか、高血圧に注意せんといかんとか、そういうことがわかる。とくに遺性のあるような病気はマークしました。そのほかにも、家族がどんな生活をしてるかも大事です。いくつで結婚して、今まで何をしてきたか。趣味や仕事の内容も記載します。宗教のことはきちんと聞いておかんと困るんです。ここでは宗教のことを知らずにその人に話をしても通じんことが多いですからね」

これらはすべて予防医学の基礎となるものだから、この診療所では一生涯一カルテの「終身カルテ」として保存されていた。しかもこのカルテは、検診データやレントゲン写真もいっしょに所帯別にファイリングされているから、患者の家族が過去にどういう病気で死んだかもひと目でわかるようになっていたのだ。

法規上はカルテの保存期間は5年で、それを経過すれば廃棄も保存も自由なのだが、「国立がんセンターの方式を真似して」永久保存にしたのだという。

驚くのは患者の系図まで書かれていたことだ。

たしかにカルテとしては申し分ないことは理解できるが、患者にすれば風邪をひいただけなのに、家庭環境のことや過去の病歴まで細かく聞かれるのだから、たまったものではなかった。

「わたし自身、そこまで医者に聞かれたことはないですね」

呆れたように言うと、疋田は「そうですか？　おかしいなぁ」とうわの空で首をかしげている。

患者から丁寧に聞き取ったあとは、身長と体重を計測し、さらに尿をとってから疋田はこう言うのだ。

「これは風邪やから、安静にして寝てなさい」

患者は、注射さえしてもらえば治ると思ってやって来たのに、くどくどと訊かれた挙句に、薬も処方してもらえず、帰って寝てろと言われるのだから憤慨するのは当然だった。

なかには「先生、体重はわからんでもないが、身長はなんで測らにゃいかんのかね」とたずねる患者もいた。肥満度を調べると言っても理解できず、

「風邪ひいただけのことやのに、おじいちゃんはなんで死んだかとか、酒は飲むかとか、妙なことばっかり聞いてからに……。ほんで、注射の1本もしてくれたらまだええけんど、ただ大事にして寝おれやと。まあ、こんな田舎の、こんなこんまい診療所にええお医者が来ることはないわ。ありゃ、ひどいヤブじゃあ」

と思いながら黙って帰って行った。

日曜日になると、疋田は各集落の公民館に出向き、住民検診をつづけた。

当時、検診といえば結核検診のことで、胸のレントゲン写真をとるぐらいだったが、疋田は尿や血液も採取し、さらに77年からは心電図検診も取り入れた。当時としてはかなりめずらしかったから、たびたびマスコミの取材を受けている。

エコーも胃カメラもかなり早い時期に導入したから注目されたようだ。もっとも、初期の血液検査では比重や血沈を調べる程度だから、貧血や栄養状態ぐらいしかわからない。それでも全国的には珍しかったという。

しかし、予防医学を理解できない住民はこんな噂をしあった。

「今度来た先生は、注射もせんに血は採るわ、オシッコは調べるわ、治ったら治った言わないかんと。げにややこしい先生じゃ」

町長でさえ、「今度の医者には困ったもんや」と嘆いたというから、住民には本当に風変わりな医者だった。

成人病と生活習慣病

ちなみに、疋田が佐賀の診療所医師に赴任して後のことである。厚生省（現・厚生労働省）は成人病（生活習慣病）を集団検診で早期発見、早期治療をしようと考えた。

「結核の予防がほぼ終了し、昭和30年代から生活習慣病で倒れる人が増えてきたんです。厚生省としてはその検診をしたい。ところが、当時は人生50年といわれた時代ですから、ストレートにいえば老人病検診になる。そこで厚生省の役人は、老人病では聞こえが悪いからと、成人病にしたわけです」

厚生省の「成人病」に対し、聖路加国際病院の日野原重明医師は「生活習慣病」という言葉を提唱した。疋田はそれに賛同し、自らも「生活習慣病」を使った。

厚生省は生活習慣病を、結核でうまくいった住民検診で予防できるのではないかと考えた。しかし、結核のような感染症にターゲットを絞った検診とちがい、糖尿病、脳出血、脳梗塞、高血圧、心筋梗塞、高尿酸血症、大腸がんといった生活習慣病を予防するのは簡単ではない。集団検診で胃がんの患者ひとり見つけるのに300万円かかるといわれるほど無駄な出費をつづけながら、厚生省は官僚主導でこれをすすめていく。

疋田と交流があった東京の網野皓之《ひろゆき》医師が、長野県の泰阜《やすおか》村で集団検診を止めさせた特異な例を別にすれば、ほとんどの自治体で集団検診がつづけられた。国の指示に逆らったあとのしっぺ返しが怖かったからである。

国が主導することに、医師も含めて民間企業は反対しない。「うまくいかないとわかっていても、お付き合いしておかないと、あとのお返しが怖いですから」とある企業の経営者から聞いたが、それは集団検診も同じだった。

もちろん佐賀でも集団検診はつづけられたが、疋田は検診の中身を変えることでこれを生かそうと考えた。「結核検診のように肺結核だけに目標を定めて検診するならいいけど、なにもかもひっくるめて検査しようとするからムシがよすぎるんです。生活習慣病も目標を定めればいいんですよ」と、佐賀に多かった高血圧に絞ったのである。

私は村の当直医

赴任した直後から、二日に一度は夜中にたたき起こされた。往診の依頼である。

当時は歩いての往診だから、片道だけでも1時間はゆうにかかった。それも表札のない家が多く、外からやって来たばかりの疋田には患者の家を探し当てるのもむずかしく、ヘトヘトになって辿《たど》り着いたこともあった。

大抵子供が熱を出したというものだった。疋田は簡単な処置をし、翌日にでも診療所へ来るようにと言い残して帰った。ところが何日経っても連絡がない。看護師にたずねると、となり町の病院に通院しているという。

「住民の感覚は、大病院が一流で診療所は三流なんです。夜間はしょうがないから三流の診療所に往診を頼んだけど、昼間は信頼できる大きな病院で診てもらいたい、というのが住民の本音だったんです。なんのことはない、私はこの部落の当直医ですよ。要するに、私は大病院の主治医に診てもらうまでのつなぎですわ」

佐賀の住民でなくても、田舎の診療所にいる医師は三流と思っている人は少なくない。実際にそういう医師もいるにはいるが、これはとんでもない勘違いで、疋田のように「24時間診療」をする医師なら、できるだけ夜間に呼ばれないように病状を予測しているはずで、これは三流ではつとまらない。

それはさておき、着任した「風変わりな先生」は、2年経ち、3年経っても帰らな

かった。すると、

「どうもあの先生は、ここにおるらしい」

という評判に変わった。

住民が驚いたのも無理はない。僻地に来るのは、卒業したての若い医師がほとんどで、それも1、2年すれば大学に帰って行ったからである。しかも教授の命令で仕方なしにやって来ただけで、地域医療に本気で取り組みたいと考える医師は数えるほどだった。言われたとおり、ここで数年間我慢したら、教授から博士号の研究テーマをもらえるからいるだけなのだ。

医局をでたばかりの医師が入れ替わり立ち替わりやって来てはすぐ帰って行く。そんなことをくり返してきたのだから、住民に「こんなとこに来る医師は三流医師」という考え方が定着するのは当然だった。

また医師の間でも、田舎の医師はレベルが低いという固定観念があり、なかなか田舎に行こうとしない。だから大学病院は一流で、地元の大病院は二流、診療所は三流となる。三流の医師に診てもらうのは不安でも、夜中ではしょうがない。しかし夜が明けたら、やっぱり大きな病院で、となるのだ。

疋田は悔しかった。しかし悔しくても帰るわけにはいかなかった。京都を引き払ってここに来たのだ。帰る家はどこにもなかった。

これまでの医師なら早くて半年、長くても3年で去って行くのに、疋田は相変わらず診療所にとどまっていた。そのころから次第に、「おるなら診てもらおうか」と、ぼつぼつと診療所に来る患者が増えてきた。

広域総合病院構想

疋田の考え方に『広域総合病院構想』というのがある。住民の健康台帳をつくることが「ＰＰＣ」の基礎とすれば、この『構想』はそれを具体化したものといえた。

疋田はしばしば「私は臓器を診るんやない、人間を診るんです」と言う。往診に行くと、まず冷蔵庫を開け、普段どういうものを食べているか見せてもらい、「ちょっとオシッコを」とトイレに立った。先にも述べたが、疋田の往診に同行させてもらったとき、診療所を出る前にトイレに行ったはずなのに、訪問先で「ちょっと便所貸してぇな」とトイレに行くので奇妙に思っていたのだが、疋田には重要な診療の一部だったのだ。なぜなら、トイレと台所を見るとその家の住人の生活がよくわかるからで、場合によってはその場でトイレの改造をアドバイスすることもあった。

感染症は体に感染したウイルスや細菌を退治すれば治るが、生活習慣病を根本的に治すには生活を変えるしかない。どう変えればいいか、それがわかるには患者の生活を見るしかない。生活の中に入っていくことで、患者がどんな暮らしをしているのか、今何を欲しているか、診察室では決して聞けない本音も聞こえてくる。

「冷蔵庫は食生活がわかりますが、トイレで何がわかりますか」

わたしは疋田にたずねた。

「まず、きれいか汚いかで、その人の性分がわかります。それに、排便は大事なのに、排便しにくい便所があります。そうすると、勝手が悪いから転んだりするんです。そしたら便所をどうするか考えんといかん。便所と冷蔵庫は生活の基本です。便所も冷蔵庫も見ん医者に、生活習慣病の治療ができますか？　だから往診は大事なんです」

「そうはいっても冷蔵庫の中まで見られるのは嫌がるでしょ？」

「患者さんと信頼関係があったら、そんなのむずかしいことと違うやろ？」

患者と肚《はら》を割って本音で話ができるようになると、「大病院は一流で、診療所は三流」と大病院に詣でていた住民も、死ぬときは「家で死にたい」という声が圧倒的に多いのに疋田は気がついた。彼らを診療所に来させ、なおかつ、死ぬなら自宅でという希望をかなえるにはどうすればいいか。疋田の頭に浮かんだのは、集落全体を病院に見立てた医療システムだった。

実際に患者が出たとき、重症でなければ、自宅を病室と考えて入院させる。そこに診療所から疋田や看護師が往診する。在宅医療である。すでに述べたが、結核と診断されて隔離病棟へ収容され、家族との面会もままならない状態で病状が悪化していく患者でも、病室に家族の写真を並べたり、家庭の雰囲気を取り入れると、よくなることがよくあった。それなら逆に、家庭に病室を持ち込めばいいではないか、と考えたのだ。

さらに疋田の手に負えない患者なら、患者の必要に応じて専門医を紹介する「紹介状作戦」を取った。拳ノ川にはひとりの医師しかいないが、疋田の紹介で診てくれる専門の医師をあわせると、全体でみれば総合病院に匹敵する。ただし専門医の診察室までちょっと距離がある。これが『広域総合病院構想』である。

疋田がこの発想にいきついたのは、患者を診療所に来させることだった。住民が診療所の医師を必要とするのは夜間だけで、昼間はめったにやって来ない。もとは暇をもてあました疋田の、患者集めの苦肉の策だったのだ。

疋田は基本的な考えを住民の前で説明した。

「悪ければとりあえず診療所に来て相談してほしい。検査が必要なら検査のできる病院を、手術が必要なら手術ができる専門の病院をご紹介します。ここには医者はひとりしかいませんが、私のバックに900人以上の先生がおるんです。病院に入院してもいきなり手術室に入る患者さんはいません。病院の窓口で問診するように、この診療所を窓口だと思って来ていただきたい。ただし病院では、耳鼻科に行こうとすれば廊下を20〜30メートルも歩けばいいでしょうが、ここでは5キロ10キロにもなることがあります。飛行機をつかうこともある。しかし距離が長いだけで同じことです。医者はひとりでも、実質は総合病院なんです。

いざ入院となったら、病態によってはみなさんの家庭が病室になります。そこに入院したら医者や看護師が病室に出入りするように、私や看護師がみなさんの病室を回ります。病院でできることは、家庭でもできるんですよ」

全村が病院で、各集落が病棟であり、診療所は窓口兼ナースステーションというわけである。疋田の役割はプライマリ・ケア（初期診療）であり、必要に応じて専門医を紹介する。各地には専門の医師はいるが、主治医はあくまで疋田である。

この『広域総合病院構想』は、同時に在宅医療と在宅ホスピスを可能にする画期的なシステムでもあった。寝たきりの高齢者をわずか2年ほどで激減させたのも『広域総合病院構想』によって往診と紹介状を徹底したからだ。が、そのために診療所の設備を整えたというわけではない。ちょっとした発想の転換にすぎないのだが、住民が納得して受け容れてくれれば、目に見えないシステムとして動き出すはずだ。

実際、『広域総合病院構想』は、住民に利があるとわかると簡単に受け容れられた。年寄りが病院より自宅にいたいと願うのは当然として、息子や娘にとっても、仕事で家を留守にしている間に疋田に往診してもらえば、これほど安心なことはなかったからだ。住民が受け容れたのは、地域社会がまだ確乎《かっこ》として存続していたからでもあった。彼らはもろ手を挙げて『広域総合病院構想』を歓迎し、やがて診療所は患者で溢《あふ》れるようになった。疋田が佐賀に赴任して4年目のことである。

第三章

満足死宣言

「満足そうな死でした」

疋田が「満足死」を考えたのは、ある2人の患者を看取ってからである。

そのひとりは、かつて佐賀の助役をし、町史を編纂した大塚政重だった。

大塚は、助役をやめてから地元の建設会社で働いたが、そこも退職すると、夫婦で悠々自適に暮らすようになった。彼には息子二人と娘が一人いたが、子供には世話になりたくないと、夫婦そろって自ら老人ホームに入った。ところが運悪く、入所から2、3カ月目に胃腸障害からひどい下痢に悩まされ、自宅から50キロ離れた須崎市の病院に入院することになった。その後、どういう経緯があったのか、そのまま寝ついてしまい、息子が訪ねたときは「歩くこともできない状態だった」という。

1979年初夏、突然、彼の息子が疋田を訪ねて来た。

「父はいま入院中ですが、余命いくばくもない状態です。どうせ死ぬなら家で死にたいと訴えているのですが、主治医は、いま家に帰ったら2、3日ももたないからと認めてくれません。ただ、自宅のそばに引き受けてくれる医者がいたら許可すると言われました、先生、引き受けていただけませんか」

疋田は「喜んでお世話させてもらいますからどうぞ」と返事をしたが、よほど家に帰りたかったのか、次の日にはもう佐賀に戻って来た。

このときの病状は手をつけられないほどひどい状態だったと、娘の森たづ子は言う。

「家に帰って来たときはもう虫の息でした。ご飯も食べられんし、おおかた点滴じゃなかったかね。痩せて床ずれがひどくてひどくて、紫色の薬をいっぱいつけていました。あんなひどい床ずれは見たことありません。皮膚が破れ、背中に子供の拳ほどの穴があいて、骨が見えているんです。あんなひどいのは見たことないね」

疋田は早速往診に向かったが、床ずれは彼でさえ驚くほどだった。

「頭から両肩、背中はもちろん、腰から足まで、まるで褥瘡《じょくそう》（床ずれ）の見本市でした。衰弱が激しくて、言葉も通じんのです。生理用ナプキンを大量に買ってきてその上に寝かせ、毎日それの交換だけですわ」

声もなく、目を閉じたまま、生きているのか死んでいるのかもわからないほど衰弱が激しかった。栄養失調のせいか、腕の血管が細すぎて点滴ができず、頭や首にしたという。

家族は必死に介護した。高知市内にいた息子夫婦もやって来て、交代で世話をした。

疋田は「ただ床ずれの処置のため」に通った。これだけで1時間以上もかかったという。往診できないときは看護師の松岡桂子が代わりにやって来た。

だれもがもう駄目かと諦めたが、なんと7日目には粥を食べるまで回復した。疋田自身は治療らしい治療はしていない。それなのに、娘がつれて来た孫に声をかけようとするまでになった。それから3日ほどすると、世話をしていた家族に、喉から絞り出すような声で言った。

「やれやれ、家に帰れてよかった、わしはこれでいつ死んでもいい……」

そしてかすれるような声で「ありがとう」と言った。

家族はそれを見て、「ああよかった、本当によかった」と涙を流した。

もって2、3日といわれたのが日ごとによくなり、やがて疋田に「先生、ありがとう」と、笑顔を見せるまでになった。

口から食事を摂るようになると床ずれの治るのは早いといわれるが、家族の献身的な世話もあって、2週間もすると床ずれが目立ってよくなった。疋田が往診すると、「ありがとう」「ご苦労さん」と、声をかけるまでになった。

ところがある日、大陸の寒気団が南下して急激に気温が下がった。そのために運悪く風邪をひき、体力が衰えていたこともあって肺炎を併発すると、3、4日後に「ろうそくの火が消えるように」息を引き取った。退院から43日目だった。

褥瘡が消えはじめ、目に見えて元気になりはじめたのだから、疋田もあるいはと期待したが、呆気なく逝ったことに、ショックを隠しきれなかった。

疋田は死亡を確認すると、遺族のほうに向き直った。

「せっかくここまでよくなったのに、まさか風邪をひくとは思いませんでした。私が油断したためにこんなことになって、なんとお詫びしたらいいか、本当に申し訳ないことをしました」

下げた頭の上から、遺族の怒声が降り注ぐのを、疋田は覚悟した。ところが、目の前の遺族から意外な言葉が飛び出した。

「先生、頭をあげてください」

疋田はおそるおそる頭をあげた。

「ずいぶんお世話してもろて、ほんとにありがたいことだと思てます」

遺族は疋田に何度も感謝した。

死んだのに家族から礼を言われ、疋田はなぜか涙があふれて止まらなかった。

その帰り、あぜ道をとぼとぼと歩きながら、松岡看護師は疋田に声をかけた。

「先生、あの人は満足そうでしたね」

「そうやったなあ。家族も満足そうやった」と疋田は感無量に言った。

松岡もたくさんの患者を看取ってきたが、それまで死んでこれでよかったと思えるような死にはめったに巡り合わなかったという。

「あんなにお世話できて、みんな喜んでくれたんですから最高です。患者さんも家族も私たちも、みんなあんなに満足してもらえたら、どんなに素晴らしいでしょうね」

松岡の言葉に疋田ははっとし、「そうだ、これが満足死なんだ！」と胸の中で叫んだ。

このとき疋田は、国立京都病院時代の26年間を振り返り、医療とは何かをあらためて考えさせられた。

「死が目前になれば面会謝絶にさせ、心臓が止まればあたふたと処置をし、助からないとわかっていながら心臓マッサージをする。それから家族を呼んで『ご臨終です』と宣言するわけです。患者さんや家族の苦痛、苦悩をかえりみず、ただただ延命に全力をつくしてきた医療が、果たして最良だっただろうか」

人間は必ず死ぬ。それなら、死は医学の敗北なのか。人間にとって死はどうあるべきか……。大塚政重が家に帰りたいと言ったとき、もし家族が医師と一緒になって父親を退院させなかったら、果たして「ありがたい」という言葉が出ただろうか。

患者がどんなに望んでも、現実には家族の意向に左右されることが多い。すると本人の意思は通用しなくなる。満ち足りた死を迎えるには本人だけでなく、家族の理解も必要なのではないか。そんな疑問が頭の中で次々と浮かびはじめると止まらなくなった。

疋田が「本人の満足、家族の満足、医療側の満足」を満たした死を「満足死」として学会に発表したのはその年、１９７９年の９月だった。

安楽死とカレン事件

安楽死の問題を世界中に問いかけたのが１９７５年のカレン事件だった。

アメリカでは公民権運動を背景に、60年代から患者の権利を求める動きが台頭してくるが、そういう中でカレン事件が起こった。

大塚が亡くなる数年前の１９７５年、ニュージャージー州に住む21歳の女性カレン・アン・クインランは、友人の家でアルコールと精神安定剤のトランキライザーを大量に飲んで昏睡状態になった。地元の病院に運ばれ、人工呼吸器につながれたが、回復不能の植物状態におちいる。生命維持装置によってかろうじて生きながらえていたが、敬虔なカトリック信者であった両親は、娘の姿を見るに忍びなくなり、病院側に人工呼吸器の取りはずしを求めた。しかし医師はこれを拒否。そこで病院相手に延命治療の中止を求める裁判を起こした。裁判は世界中から注目された。

州高等裁判所は「生命維持装置をはずす権限は医師だけにある」として両親の訴えを退けたが、州最高裁は、カレンに回復の見込みがないと医師が判断し、病院の倫理委員会が生命維持装置をはずしてもいいという結論を出せば、父親は生命維持装置をはずしてもよいという、世界で初めて個人が死を選ぶ権利を認めた。アメリカでリビング・ウイル（生前の意思表示、もしくは遺言書）による患者の「死ぬ権利」が認められるようになったのはこれ以降である。

日本では《カレンさんの尊厳死裁判》として伝えられた。それまで使われていた安楽死には、安らかに死なせるという「殺人」のニュアンスが含まれるため、これ以降、安楽死にかわって尊厳死という言葉が市民権を得るようになった。１９７６年に設立された日本安楽死協会が、日本尊厳死協会に名称を変えるのも、83年のことである。それ以来、「尊厳死」という言葉がマスコミで使われはじめたのは、安楽死よりも聞こえがよかったからだろう。

それはともかく、「尊厳死」とは何だろう。何をもって「尊厳のある死」であるといえるのだろう。これまで尊厳死は、植物状態になったとき、人工生命維持装置を拒否することに使われてきた。スパゲティ症候群の患者を見て、あんな辛い死に方は嫌だ、自分もそうなりたくない、と考えるのは当然だろう。ただそれは、自分の死を考えるというより、あんなにチューブを詰められたら苦しそう、みっともないといった感覚ではないか。だれにとっての尊厳なのかといったことは、ほとんど論議すらされず、終末期には人工呼吸器などの人工生命維持装置をはずすかどうかといった技術的な論議に終始し、死そのものが目的となっていた。

疋田はそんな尊厳死になじめず、どうしても違和感を拭いきれなかった。やがてもうひとりの死をきっかけに、尊厳死よりも満足死だと確信するようになる。

一人称の死

それは60歳を過ぎた矢野小玉《こだま》という女性の死であった。実家が貧しかったせいか、彼女は12歳で奉公に出され、20歳をすぎて旅館の仲居をしているときに夫と知り合って結婚した。しかしその夫とも早くに死に別れた。兄弟も親戚もなく、そのうえ生活は逼迫《ひっぱく》していた。その彼女が50歳をすぎて肝がんになった。入退院を繰り返し、やがて自分では食べることも排泄することもできなくなった。あとは施設に入って面倒を見てもらうしかない。疋田も近所の人たちもそうすすめたが、彼女は頑《かたく》なにこれを拒んだ。

「お母さんのそばで死にたい」

それは、死を覚悟した彼女の、たったひとつの望みであった。

自宅の裏山に墓があり、母がその下に眠っているという。寝室の窓を開けるとその墓はすぐそばにあった。彼女はその墓を見ながら自宅で死にたいと言った。

結局、疋田をはじめ、保健師や看護師、それに近所の人たちの世話を受けながら「最低限の生活」をつづけ、そして死んだ。

「ほんとうにこれでよかったのやろかと考えました。本人は満足したかもしれんけど、だれも人間らしい死に方をしたとは思わんです。だけど彼女はそれを望んだ。周囲から尊厳死だと言われて納得するより、たとえ非尊厳であっても、自分が満足する死のほうがいいという結論をだしたと思うんです」

彼女の第一条件は、「母のそばで死にたい」だった。それは充分に叶えられた。

しかし疋田は第二の条件として、在宅で汚物や食事の問題をクリアできればなおのことよかったのにと思った。ただ、そうするには24時間体制の介護が必要だった。まして彼女に家族もおらず、頼るべきは行政と地域しかなかったが、当時は、むろん3交代のヘルパーをつけるといった制度はなかったから、地域の人たちを頼るにしても限界があった。もし彼女にある程度の貯蓄があれば、3交代でヘルパーを雇うこともできただろう。がんの終末期ならもって2、3カ月だ。3人雇っても手が届かないような高額ではない。しかし矢野にはそんな貯蓄はなかった。

結局、汚物にまみれながら、ヘルパーを雇うこともできず、それでも彼女は満足しながら死んでいった。

疋田はその刹那に引き戻されたのか、目に涙をためて言った。

「汚物にまみれて死んだのですから、矢野さんは尊厳死ではないですね。でも本人は非尊厳であっても満足死がいいと結論を出したと思うんです。尊厳のある死とは第三者が判定することであって、本人は望んでいないこともあるんです。実際、彼女は尊厳のある死を望まなかった。ということは、尊厳死は二人称三人称の死であると思うのです。たしかに二人称三人称の尊厳死はあります。しかし、一人称の死は、満足死だけなんです。満足死の大部分は尊厳死と重なりますが、尊厳死にはないものがある。つまり尊厳死は、満足死の一部だということです。

施設に入って思うとおりに死ぬことができれば、それは尊厳死でしょう。しかし、本人が望んでそこへ行くなら、それは満足死です。もし本人が望んでいないのに施設で死ぬことになれば、不満足の尊厳死であり、それは満足死ではないのです」

緩和ケア医の奥野滋子は『緩和ケア医から、ひとりで死ぬのだって大丈夫』（朝日文庫）でこんな例を紹介している。

若いころに定職をすてて放浪生活に入った叔父が、千葉県にある図書館の入口で倒れて病院に搬送された。奥野の母は駆けつけたが、7日後に亡くなり、身内の者たちは憐れんだ。図書館へ挨拶に行くと、「本が大好きな方が、本がいっぱいの図書館で倒れたのです。幸せな最期ですね。好きなことに熱中できて羨ましい気がします」と言われたそうだ。汚物にまみれたわけではないから、このほうがシンプルに満足死が伝わるかもしれない。

満足死は、他人から見て尊厳であるよりも、まず自分が満足することだ。その結果として周囲に満足してもらえばなおのことといい。これが疋田の言う満足死の基本概念だった。人間には建前と本音があるが、建前が尊厳死とすれば、本音が満足死といえるかもしれない。

幸せとは健康度

疋田は学会で満足死を発表したが、当時は、それが尊厳死とどうちがうのかと問われて、明確に返答できなかった。

そのころ、疋田は住民に、どんな死に方なら満足かとたずねてみた。圧倒的に多かったのが、「死ぬまで元気でいて、死ぬときは自宅でぽっくり死にたい」だった。

それを聞いた疋田は、理想的な死を迎えた人たちのデータをとった。すると意外にも、漁師が多い豊かな海辺の町には寝たきりが多く、彼らが望む理想的な死は、拳ノ川地区のように山間部の彼らに比べて収入が少ない集落に多かった。そこでは彼らに比べて収入が少ないゆえに年寄りのほとんどが農作業をしていた。働くことで結果的に健康を維持し、それが満足死につながっていたのである。疋田は「幸せとは健康度が高いことが重要」だと考え、こんな結論をくだした。

「元気で死のうと思ったら、死ぬまで働くことです」

ただ働くといっても、若いときと老いてからではその内容がまったくちがうという。

「若いときは金のために働くのは当然です。しかし、歳とってからは、金のために働くより健康のために働くこと。金のために働けば、つい無理をします。健康のためなら、疲れたらやめることもできる。その働きが社会のために役立っていると実感できれば、その人の人生はより充実し、さらに健康になります。人間は最後まで働くことが一番幸せだろうというのが、私の実践した結論です」

松岡看護師が「働く高齢者は周囲から必要とされるんです」と言ったが、周囲から必要とされたら自己肯定ができて充実した日々を送れるにちがいない。それが人のために働くなら、なおさら心の健康にもなると疋田は言う。

それだけではない。老化は筋肉の低下からはじまるといわれ、農作業のように常に体を動かせば老化のスピードを抑えられ、「子供の世話になりたくない」「ぽっくり死にたい」という願望の実現に近づけられるのだ、と。

この瞬間、満足死は死が目的ではなく、生が目的となったのである。もっとも、満足死の発表から「死ぬまで働け」という結論に達するまで、試行錯誤を繰り返しながら、実に2年近くもかかった。

安楽死事件

90年代に入ると「安楽死事件」が相次いだ。いずれも患者の同意を得ないまま死なせたか、家族の意向を取りちがえて死なせた例だ。1991年に東海大学医学部付属病院で起きた事件も、主治医が殺人罪に問われ社会的に大問題となった。これは、多発性骨髄腫に苦しむ58歳の男性患者に、同大学の主治医が塩化カリウム20ミリリットルを静脈に注射して死亡させたというものである。

家族は「父を静かに眠らせてほしい」と何度も要求したが主治医に断られ、「父の荒い呼吸を聞いているのがつらい」「楽にしてほしい」「もう疲れたので父を早く家に連れて帰りたい」と申し出た。主治医は家族の要請に、塩化カリウムを注射してしまう。ところが裁判になると家族は一転し、「主治医に早く楽にしてほしいと頼んだが、殺してくれとは言ってない」と法廷で証言した。

疋田は一般論と限定して、この裁判についてこう語っている。

「庶民の死への恐怖は、死ぬことよりも、痛み苦しみながら死んでいかなければならないことであって、楽にしてほしいということは、死に至らないでそれを取り除いてほしいという願望なんです。それを若い医者の中には、死んでもええと勘違いする人もいます。おそらく死に対する医学教育を受けていないからでしょうね」

患者が生前に終末期の医療について家族と語り合っていれば、あるいはそのことが医療側に伝わっていれば、問題になることもなかった。

疋田は、機会があるごとに「東海大学安楽死事件」のことを住民に語った。住民の多くは「そりゃ家族が悪い。そんなこと言うたら、だれでも殺してほしいと思わね」と医師に同情的だった。疋田は「家族が悪い言うても、裁判では認められたで」と言うと、侃々諤々《かんかんがくがく》の議論になった。それがきっかけで住民から、「そうならんようにするには、どいたらええやおかね」と提案があり「満足死の会」を設立する端緒となっていくのである。この事件で影響を受けたのは疋田たちだけではない。医師が殺人罪で逮捕されたのだ。日本の医療界にも激震が走ったのはいうまでもない。

「満足死の会」設立

その後、佐賀でも、患者の意思表示がなかったために、家族が困惑するという問題が立てつづけに起こった。

最初は、脳卒中で倒れた62歳の女性だった。救急車で病院に運ばれて入院したが半身麻痺になり、意識が回復しないまま約4年間眠りつづけた。当時は介護保険もなく、付添婦を雇うと月12万８０００円になった。

拳ノ川地区では農業だけで食べていけるような広い田畑を持つ農家は少なく、出稼ぎで生計を維持している家がほとんどだから、これは大金だった。家族はこの付添料を捻出するために必死に働いた。

医の倫理に「ヒポクラテスの誓い」というのがある。人間の生命は至上のものであり、医学は患者に生あるかぎり、健康と生命を守ることを誓う、といった意味だ。これを原則とするかぎり、医師は治療を放棄することができない。

患者が元気なときになんらかの意思表示をしていれば、あるいは治療も制限できただろうが、この患者は何も残していなかった。疋田は言う。

「治療をやめるかどうかで迷うのは、逆にいえば日本の保険制度が完備しているからでもあるんです。医療費を払わんでいいという前提で言うのと、家族が医療費を全額払わんといかんという前提では、だいぶ意見がちがってきます。こんな田舎で、月12万円を右から左に払える人はそんなにいません」

家族は困った。毎月の支払いに追われ、ときには早く死んでくれたほうが、と願うようになった。治るならある程度の出費もやむを得ないが、治る見込みもない治療に、家族の生活を脅かされるのだ。だからといって、お金がないから治療を止めてくださいとは言えない。

患者の家族は火の車で、疋田に「うちはもうこれ以上はようやっていかん。家族が崩壊する。なんとかならんもんやおか」と何度も相談に訪れた。かといって相談を受けた疋田にはどうすることもできず、結局、この患者は最後まで「治療」を放棄されることなく、寝たきりの状態で亡くなった。

もうひとりはとなり町の病院に入院していた65歳の男性である。肺がんだった。一度は手術したものの、リンパに転移し、二度目の手術はできなかった。痛みがひどく、ベッドの上で七転八倒する有様だった。次第に呼吸するのも苦しくなり、患者は「いっそのこと、殺してくれ」と叫ぶようになった。家族も見るに見かね、安楽死を申し出たが拒否された。患者は、それなら家に帰りたいと言い、疋田が病院側に、あとの処置を引き受ける約束をして退院させた。

酒が好きだったので、モルヒネをワインに混ぜて飲ませたりしたが、当時は医療麻薬

の種類も少なく、完全に痛みがとれたわけではなかった。顔をあわせると、

「はよう、あっちに逝かせてほしい」

と痛みをこらえて手をあわせた。当時はまだモルヒネを大量に使う時代ではなかったが、疋田は思い切って毎日投与した。それでも充分でなかったのか、患者は痛みを堪えながら半年ほどして亡くなった。


この時分、疋田は毎週どこかの集落で『健康出前教室』を開いていたが、あるとき、この話を住民の前でしゃべった。疋田の話を聞きにやって来る住民の多くは高齢者だ。彼らにとっても他人事ではない。いつなんどきこの二人のようにならないとはかぎらない。当然、彼らから「どうしたらよかったんやろ」という疑問がでた。

疋田はそれに答えず、住民の話し合いに任せた。議論がようやく落ち着いたころ、疋田はリビング・ウイルの話を持ち出した。

１９９２年（平成４年）、日本医師会の生命倫理懇談会は、「患者が近いうちに死ぬことが避けられない」と判断され、「生前にその意思が何らかの形で表明されている場合は、医師はその意思を充分尊重する」とし、かりにその結果として死が早まったとして

も自然死と認めると報告した。世論から「性急で荒っぽい報告書」と批判されながら、これまでリビング・ウイルにまったく関心を示さなかった日本医師会が、ようやくこれを認めたことの意味は大きかった。

疋田は、そのことを説明し、遺された家族に負担をかけないためにはリビング・ウイルが必要なことを語った。そして「どない思う?」と彼らに返した。

「毎月12万もかかったら、患者も生きちょうのが辛いわね」

「意識がないがやき、辛いかどうか、わからんやお」

「そりゃそうやけんど、家族にしたら、早う死んでくれたらなんぼ楽になるやおか、と思うても当たり前よね」

「先生、ほいたらリビング・ウイルいうがを書いたら、家族も困ることはないいうことかよ?」

「日本では家族の意思が第一やから、家族が反対すればどうなるかわからんけど、遺書のようなものがあれば、医療側も患者さんの希望をかなえやすいということや。東海大の問題もリビング・ウイルがあったら殺人罪に問われてないでしょうね」

「ほいたら、それを書いちょったらええわけよね」

「自分で書くだけではリビング・ウイルにはならん。ある程度組織的なものによって証明されたらわかりやすいし納得しやすいな」

「それをつくるにはどいたらええがでよ、先生」

疋田は日本尊厳死協会が年間3000円、終身会員は10万円の会費であることを説明すると、住民側からいっせいに反発の声があがった。

「そんな大金、この村で払える人はちょっとおらん」

「そんなら、いくらなら払える」

「終身で1万か2万かな」「年に1000円ぐらいなら」といった議論が噴出し、結局、年間の会費を1000円とするが、毎年払うのは面倒だからと3年間で3000円、終身会員は1万円とした。

こうして93年に「満足死の会」が発足したが、当初はこの金額でさえ、会費をとることに、詐欺じゃないかと批判する人も少なくなかった。しかし1年2年経つうちに、そうした苦情もなくなっていく。入院している知人や親戚が、病院でどういうふうに扱われているかをつぶさに見たからだろう。

もちろん疋田はまっ先に入会した。

「では2番目は奥さんですか」とたずねると「いや、入っておらんわ」と笑った。「満足死の会」は強制されて入るものではなく、自分で自分なりの死を創ろうと自覚したときでなければ入会する意味をなさない。夫婦といっても死の受け止め方に個人差があるのだから、とりたてて珍しいことではないという。

リビング・ウイル

満足死の会のリビング・ウイルは次のような条文になっている。

〈私は、私が不治の病で、死期が近いと診断された時は、私の家族縁者及び私の医療に携わっていて下さる皆様に、次の要望を宣言いたします。

この宣言書は、私の正常な精神状態の時に書いたものです。従って私の精神状態が正常な時に、私自身が破棄するか、又は撤回する旨の文書を作成しない限り有効です。

①私の傷病が、現在の医学では不治の状態であり、死期が近いと診断された場合には、いたずらに死期を引き延ばすための延命措置は、一切お断りします。

②但しこの場合、私の苦痛を和らげる処置は、最大限にお願いします。そのための副

作用で、死期が早まったとしても一向にかまいません。
③私がいわゆる植物状態に陥り、なお意識の回復の見込みがないと、2名以上の医師が診断した時は、家族の同意を条件に、一切の生命維持措置を止めて下さい。
④他に要望（例えば死に場所や脳死・臓器提供の許諾など）があれば追加して下さい。〉

尊厳死協会のリビング・ウイルとよく似ている。

しかし、ちがいは2点ある。

まず、条文の3番目に「2名以上の医師が診断した時は、家族の同意を条件に」が加えられていることがひとつだ。

　この条文は、治る見込みがないときに延命装置をはずすことを宣言したものだが、もしもこの文言がなければ、治る治らないはだれが判断するのだろうかという疑問がわく。判断を下すのは医師だろうが、果たして「回復の見込みがない」と断言できるのだろうか。医師が生命維持装置を止めても責任を問われないとなれば、最後まで努力することを怠りはしないだろうか。場合によれば自殺幇助にもなりかねないではないか。こうした疑問に答えるため、満足死の会では「2名以上の医師」と「家族」の同意を求めたのである。疋田によれば、2名の医師は患者が生前に選んでおくべきだと言う。

もうひとつは、満足死の会が尊厳死協会と決定的にちがう点であり、それが四番目の条文である。この条文こそ、満足死の会がもっとも重視しているものだ。

尊厳死協会では、リビング・ウイルの条文は絶対に揺るがせられないものとされる。しかし満足死の会では、最後の自由記述欄で、前記3項目をすべて否定してもリビング・ウイルとして通用する。このちがいは、疋田が言うように、尊厳死は二人称三人称の死でも、満足死はあくまで「自分の死は自分で創るもの」であり、一人称の死であるとするところからきている。

満足死の会を発足するとき、疋田はこう言った。

「こんなふうに死にたいという希望があれば、周囲が最大限それに近づける。それがその人にとっての満足死ではないでしょうか。もちろん本人の努力も必要です。満足な生活の延長線上に満足な死があるのだという前提のもとに、私だったらどういう生き方をすればいいか、日頃から心がけていただければと思います」

満足死の会のリビング・ウイルにも、日本尊厳死協会のように「いたずらに死期を引き延ばすための延命措置は、一切お断りします」といったことも書かれているが、結論は「自分の家で死にたい」という希望の実現であり、「延命お断り」はその手段にすぎない。つまり、治療しても治らないなら、医療機器で命を引き延ばすのをやめ、自分が生活していた自宅に早く帰してほしいということだ。

疋田は、死に際して、リビング・ウイルを自動的に当てはめるのはもってのほかだと言う。なぜなら、個人の死は必ずしも平坦ではないからだ。

「自分の死に対して満足であるかどうかは、宣言によってある程度は納得できるやろうと思うてます。しかし、人間は死ぬまで思い通りに生きたいんです。死にゆく人の心はものすごく変わります。リビング・ウイルに書かれたとおりにすれば、問題はありませんが、元気なときに署名したからといって、死に直面したときも同じかというと、そんな単純じゃありません。満足死することよりも、死を受容することに対して、非常に乱れるということです。たとえ口がきけなくても、ターミナルを担当する医者は揺れる心を見抜かんといかんのです。本当にこの人はこれでよかったのだろうかと、常に考えるのが医療側の責任です。患者も大変やけど、そういうかかりつけ医を見つけんといかんのです」

リビング・ウイルからACPへ

「東海大学安楽死事件」が起きたころ、アメリカでは患者の意思決定の方法にACP（アドバンス・ケア・プランニング）という患者の意思決定を支援するプロセスが提唱された。アメリカでも事前指示書（リビング・ウイル）が推進されていたが、それで患者の終末期医療が改善するかどうかを検証すると、あまり役に立たなかったという結果が出たのである。

なぜ役に立たなかったかというと、事前指示書は本人がひとりで作成するため、書いた本人はわかっていても、家族はその内容を知らないから、患者が意思表示できなくなってから知らされても、なぜそういう判断をしたのか理解できないことが大きかったようだ。つまり、意思表示を書く前に、本人、家族、医療関係者の3者が密に話し合ってなかったからこうなったというわけである。

これを回避するには、3者が心ゆくまで話し合うべきで、そうすれば患者が死に臨んで心が揺れても、冷静に対応できるはずだと考えてACPが生まれた。

日本では、2018年にACPが「人生会議」の愛称で推進されたが、結論からいうと、普及しているとはいいがたい。その理由は、死について話し合ったことがない家族が、いきなり死を話し合えと言っても耐えられないからだろう。患者にしても、話し合うことがつらかったりして、なにかとハードルが高い。もっともACPは本人や家族が話し合うのは医師でなくてもよく、職種を問わないとなっているが、死について語るコミュニケーションスキルを持った人物が簡単に見つかるとは思えない。

考えてみれば、疋田のように患者やその家族としょっちゅう話し合ったり相談を受けたりする医師が身近にいれば、なにもACPでなくてもリビング・ウイルで充分ということにもなるだろう。やはり疋田の言う「その人の心情をくみ取るかかりつけ医」のような医師が必要なのだ。そりゃそうだろう。上っ面しか見ない医師と、自分の死にざまについて話し合うなんて考えただけでもぞっとする。

ちなみにアメリカではACPの話し合いをもとにPOLST《ポルスト》（生命維持治療にかんする医師指示書）が医療従事者によって作成され、冷蔵庫のような目につきやすいところに貼っておくように指示される。たとえ家族が動転して救急車を呼んでも、本人の意思が尊重されるようにとの配慮である。

終末期には約70％の人は意思表示ができなくなるといわれる。疋田のような医師がいなくて「満足死」を望むなら、やはりACPは必要不可欠かもしれない。

かかりつけ医の条件

日本では毎年死亡する人のうち、「脳死患者の発生数は、3000〜4000と推定」（『救急医学から見た脳死』島崎修次）されている。しかし現実には延命装置をはずすかどうかで揉めた例はあまり聞かない。おそらく医者と家族があうんの呼吸で延命治療を避けているからだろう。あうんの呼吸がうまくいかなくなったときに表沙汰になる。そうならないためには、また、自分が納得できる死を選ぶためには、かかりつけ医を持てと疋田は口酸っぱく言う。

死や病はマニュアルどおりにいかないことが多い。

微妙な問題は患者も医師に訊きにくく、医師もストレートには伝えにくい。昨日今日知った医師から、死に臨んで内心を語れと言われても言えるわけがない。医師だって患者からそんな相談されても返答に困るだろう。わかってもらうためには、普段から気軽に相談できるかかりつけ医を持つことは「自分の命と健康は自分で守る」ためでもあるというのは、たしかにそのとおりだ。

疋田に、どんなかかりつけ医がいいかとたずねると、

「腹の底から相談できて、ぽん友のようなかかりつけ医なら最高です。しかし、そんなかかりつけ医は簡単に見つからんでしょうから、一定の条件がそろえば、納得するしかないでしょうね」

と言い、次のような条件を挙げた。

一、距離的にも精神的にも近い**（近接性）**こと。近ければその人と心が通じあえる。精神的にというのは何でも言えること。

二、**包括性**がないといかん。大事なことは社会常識が充分なこと。その次に、医学的にいろんなことを知っている人です。

三、**継続性**があること。幼少時から知っていればなおいいが、これは都会じゃむずかしい。まあ、できるだけ長くつき合うことです。

四、**責任**を持って相談に乗れる人。

五、最後は**プライバシー**を守ってくれる医師。

ひととおり聞いたあと、首をかしげた。

「はて、こんな条件にあう先生なんてどうやって探せばいいんですか」

疋田はしばらく考え、こう言った。

「先生はヤブでもよろしい。近接性は無理かもしれんが、日本プライマリ・ケア学会の認定医ならだいたい条件がそろってます」

ただ、先に紹介した網野皓之医師もプライマリ・ケア学会に入っていないし、わたしが住む町でプライマリ・ケア学会の認定医を見つけられなかった。これはひとつの選択肢だと思ったほうがいいかもしれない。

とはいえ、果たして疋田の言う「患者さんの気持ちを読み取ってくれる」ような、かかりつけ医が見つけられるだろうか。


話はすこし脱線するが、何年か前に、ある「患者の会」に出たことがあった。雑談になったとき、「最近の医者は患者の気持ちを無視してひどいことを言う」と非難した方がいた。それに共感する方が多く、次々と医師に対する不満が吹きだしたのだ。

「かかりつけ医なのに態度が冷たい、相談しようと思っても治療と関係がないと言われる」「杓子定規で融通がきかない。コロナのせいもあろうが、風邪を引いたと言ったら発熱外来を予約しろと言われた」「ステージⅢの大腸がんだと言われて、いろいろ相談したかったのに、抗がん剤の話しかしてくれない」……。鬱憤を吐き出す場になってしまったのは、日ごろから医師への不信がどこかにあるのだろう。

よく聞くと医師に共通する問題点がいくつかある。ひとつは、不安の中でつらい思いをしている患者の気持ちを忖度できない共感力のなさである。感受性が鈍いのか、平気で冷たい言葉を放ってしまうのである。もうひとつはコミュニケーション力の欠如である。生活者の言葉で説明できないから、患者は理解できないし、医師は理解しない患者にいら立ってしまう。正確に語れば正確に伝わるとは限らないのである。

ずいぶん前だが、わたしの親しい医師がある国立大学の医学生を前に講演するというので聞かせてもらった。最後に医学生との質疑応答になり、ある学生が、医者になるためにどんな本を読めばいいかという質問をした。その医師が何と言ったかというと、「まず小説を読みなさい」だったのだ。学生はきょとんとしていた。なぜそんなことを言ったのか、あとで医師にたずねると、こう説明してくれた。

「患者さんの病気を診断するのに重要なのは、医療機器もありますが、それ以前に患者さんから正確な情報を聞き出すことです。でないと正確な診断ができません。それには、患者さんが、この医者には安心してしゃべってもいいんだと思ってくれるコミュニケーション力が必要なのです。ところが、今の医学生は専門書ばかり読んで、小説なんて見向きもしません。受験勉強の延長線上なんですね。そのうえ社会経験がなくてボキャブラリーも貧しいから、患者さんの感性に合わせられない。医療技術を学ぶ以前に、言葉が大事であることを知らないし、教えられていないんです」

たしかに「患者の会」で聞いた不満を突き詰めれば、医師の言葉が貧しすぎることが原因になっていることが少なくない。医師はそのことに気づいていないのだろう。先ほどの医師によれば、医学部から教養課程がなくなっていることにも原因があるという。学ぶべき専門知識が増えたのか、教養課程が犠牲にされているのだ。こうして知識だけ詰め込まれた医者が誕生する。共感力もコミュニケーション力もおぼつかなければ、患者との意思相通がうまくできないのは当然だろう。

アメリカで医師になろうと思えば、まず4年制の大学を出てからメディカルスクールに入るか、そこを卒業して、医学とは関係のない仕事に何年かついたあと、メディカルスクールに入学するかだ。医師は広い教養を持つことが期待されていることもあって、医師の社会経験やコミュニケーション力は高く評価されるという。この方式がベストかどうかわからないが、患者からすれば、医療の専門知識しかない医師よりもはるかに話しかけやすいことはいうまでもない。

医師と患者を隔てるのは、コミュニケーション力や共感力の欠如だけではない。「医療のパターナリズム」もそうだ。患者と医者は対等であるといいながら、現実には対等でないことが多い。患者には治療をお願いする立場だから、すべて医師にゆだねるしかないという心理があり、一方で医師は、無知な患者に医療を施す者という意識がどこかにあるのだろう。父親が我が子を諭すように、医師は患者を治療するのだ。疋田は「患者さんは報酬を払うのだから雇い主であり、治療を断ることもできるのだから対等」と言うが、それは建前であって、現実は医師が主導権をにぎって治療をすすめるはずだ。抗がん剤治療をすすめられたがん患者が、副作用に耐えられなくて断ると、医師から「それじゃ、もう来なくていいよ」と見放されるのも同じだろう。

こんなことを考えると、疋田が言う条件に適うようなかかりつけ医は、そんなに多くないのではないかと思ってしまう。

わたしが困った顔をしていると、疋田は「かかりつけ医がいなければ、相談相手を友だちに持ちなさい。それでも困るというなら、専門家からセカンドオピニオンを聞けばいいんです」と言ったが、わたしは無理だろうと思った。かかりつけ医を、疋田のようなプライマリ・ケアに秀でた医師をイメージしていたのだが、三流の医師でもいいのかもしれない。でも、当たりがはずれたらひどい目に合いそうだが……。

話題を少しずらすことにし、「かかりつけ医が必要になったきっかけがあったのですか」とあらためてたずねた。疋田が言う。

「ここで検査しても、別の病院に行くとまた検査しますが、かかりつけ医なら紹介状を書くから、向こうの医者は必ず返事をくれます。医者の説明ですから素人から聞くのとちがいます。それに対して、必要なら別の病院を紹介すればいいんです。すると確定診断も早くつきます。治療方針がしっかり決まれば、〝大都会〟の高知や岡山まで出らんでもよろしいし、ここで治療ができることもある。本人も安心して治療を受けられ、時間的にも経済的にも少なくてすむから助かるんです」

一流と思い込んで大学病院や都会の大病院をショッピングする住民の行動を、疋田は変えたかったのだろう。

40キロ先まで往診

ある日、疋田は中村市の病院に入院している40歳代の患者を見舞った。拳ノ川から40キロ弱の距離だ。なぜ、そんな遠くまで行くのかとたずねると、

「入院した患者が気になるからや」

さらっと言った。

市立病院に到着すると、疋田は窓口で患者の病室をたずねた。応対した若い看護師は家族と勘違いしたようだが、医者だと名乗ると怪訝《けげん》そうな顔をしていた。そこへベテランらしい看護師が現れて疋田を見つけると、丁寧なもの言いで病室を告げた。疋田は一礼すると、リウマチが悪化して入院している男性の患者の病室に向かった。

ベッドから起き上がれないらしく、横になったままの患者に声をかけた。

「ここの主治医は手術してよくなると言いましたか？」

「はい、希望があると言いました」

「どれくらい希望があると言いました？」

「若干です」

「若干というのは3割か5割か、ちゃんと聞いたほうがええな。それに、医者は自分の技術やなしに、どうしても学会レベルの数字を言いたがる。その数字はここで手術したときの数字なのか、それとも学会の数字なのか、それも確かめなさい」

「はい、家族に聞いてもらいます」

「決めんのは家族やのうて、あんたが決めんといかんで。それにはあんたが納得できるまで担当医に聞くことや」

「でも先生、そんなこと聞きにくいで」

「聞きにくかったら、拳ノ川の先生に言われたと言うたらええ。担当医が頼りなかったらほかの先生に聞きなさい。ええか、聞くのはあんたの義務や」

30分ほどそんな話をしたあと、疋田は病院をあとにした。

病院の長い廊下を歩きながら、わたしは疋田にたずねた。

「どうして先生が市民病院に入院している患者の様子まで心配するんですか」

わたしは疋田の行動がまったく理解できなかった。ひとりの患者のために、往復2時間かけて様子を見に来る医者がどこにいるだろうか。疋田によれば、これこそ『広域総合病院構想』なのだという。

「主治医が病室や検査室に行くのと同じことですよ。それが10メートル先か40キロ先かのちがいだけです。それに私が行くことで患者は安心し、担当医に相談できない悩みも聞いてやれます。退院して戻って来たときは、患者と医者のコミュニケーションがさらに濃密になるんです。それがかかりつけ医というものじゃないですか？」

患者の聞く権利と義務

「もしも」と、わたしは仮定の上でたずねた。

「その方が手術を望んだとして、手術をすべきかどうかはどこで判断しますか」

助手席で居眠りをしていた疋田はカッと目を開けた。うとうとしながらでも質問の意味を理解していたらしく何も聞き返さずに答えた。

「まず主治医に、手術をすれば生存期間がどれくらいのびるのか、あるいは成功率が何パーセントか、それを、確かめるように言います。医者は数字をあげて説明しますが、それは執刀医の技術なのか、それとも学会レベルなのかを確認することです」

「患者さんは聞きにくいでしょうね」

「なんで？　聞かないと損しますよ。だって自分の命やないか」

わたしは疋田に反論できなかった。たしかにその通りなのだが……。

「大抵の医者は学会のレベルを言っても自分の技術を言わん。この手術なら100パーセント成功すると言うても、執刀医の腕で100パーセントかどうかは疑問です。中央の医者と田舎の医者では技術レベルもちがう。自分の力ならこれくらいしかありません、と説明せんといかんのです。患者はそれを聞く権利があるし、聞かんと駄目です」

わたしは質問の方向を少し変えた。

「手術が成功しても、運動機能が失われたりしたら困ります。リスクがゼロでない手術を受けるかどうかの条件はなんですか？」

「第一条件が本人の意思、第二条件がQOL（クオリティ・オブ・ライフ）です。たとえば手術をすれば10年生きられるが、しなければ3年とします。生活の質はどっちのほうが充実していますか、というのがQOL。がんも同じです。命が長らえたらいいでは病態学です。人間はそんなもんじゃない。死ぬまできちっと生きたいんです」

たとえば、ある抗がん剤を投与したら2カ月延命できたとする。しかし、その2カ月間は副作用で苦痛がつづいていたとすれば、患者にとって果たして延命したといえるのだろうか。これは抗がん剤のトリックで、立場が変われば評価も変わる。延命の効果で評価するのはあくまで医療者の視点にすぎない。患者の視点に立つなら、仮に延命日数をプラスの数値にし、副作用をマイナスの数値にして、差し引きした点数で評価すべきで、ＱＯＬを無視した治療はあり得ないはずである。

「う〜ん、患者がそこまで主治医にたずねられますかね」

「何べんも言いますが、聞かなければ患者が損するだけです。医者と患者の関係は、そういうことが言える状態でないといかん。自由にものが言えない関係だと、医者が誤った判断をくだすことにもなります。だから丸ごと話ができる関係が必要なんです。それが全人的医療じゃないですか。それがかかりつけ医であり主治医なんです」

「大学病院で高度な治療を受けようというときに、そんなこと言えますか？」

「そういうときこそ自分のかかりつけ医に相談して、代弁してもらえばいいんです」

治療が必要と考えられるうちはこれでいいが、生体に生きる力がなくなれば次に必要なのはスピリチュアルケアである。死にゆく患者に医療技術は役に立たない。魂の痛みともいえる苦痛に必要なのは、肯定であり、許しであり、思いやりなのだ。

「終末期のスピリチュアルケアはどんなに偉い医者でもできません。なぜなら患者さん個人を知らないからです。そんなものはマニュアルにはないんです。患者さんがどういう人生行路を歩んで来たかを知らずにお手伝いしようなんてあり得ない。それができるのは家族であり、かかりつけ医なんです」

患者が死に直面したとき「私の人生は何だったのか」「早く死んでしまいたい」「死んだらどうなるのだろう」といった意識が複雑に交錯するが、これに対して心ゆくまで聞いてやれるのがかかりつけ医なのだろう。

家族とコミュニケーションがうまく取れ、かかりつけ医とは何でも相談できる関係であれば、ACPどころか、リビング・ウイルのようなものがなくても満足死は得られるだろう。しかし現実はそううまくいかない。とりわけ、人工生命維持装置をはずすかどうかの問題は、家族に精神的な負担を強いる。

ひとりの人間の死は、ただひとりの人間がこの世からいなくなるだけでなく、家族や親しい者に予測不可能な影響を与えるのだ。もの言わずとも、患者の意思をくみ取ってくれる医師がいれば、家族も決断しやすくなるはずである。

時代が求める満足死

疋田は「告知もインフォームド・コンセントも常識の域に達したとき、医療判断学

（臨床判断分析）をクリアした満足死が得られる」が、まだ現代は満足死が一般論として通用するまでに至っておらず、未熟な時代であるという。

今でもそうだが、事前に告知してほしいと言わないかぎり、医師は本人よりまず家族に伝えるのが普通で、家族と折り合いがついたときに告知することが多いそうだ。

患者が自分の意思をリビング・ウイルに書いても、患者が病床に伏して口もきけなくなったら、患者本人よりも家族の意思が尊重されることになる。とくに患者が高齢ならなおさらだろう。たとえ患者が満足死の会の会員であっても、家族が患者の意思を医療側に伝えるかといえば、闘病に苦しむ患者を早く楽にさせたいと思いつつも、治療の中止を求めることに躊躇する。たとえば、末期がんで入院したSの例である。

Sは余命いくばくもないことは自分でもわかっていた。抗がん剤で意識が朦朧《もうろう》としていたが、ときおり正気を取りもどすことがあった。そのとき、枕元にいた家族に、もうこれ以上は治療をやめるように先生に伝えてほしいと、絞り出すような声で言った。家族はわかったと返事をしたが、結局は最後まで医師に伝えなかった。治療をやめることは殺すことになると思い、できなかったのだ。

リビング・ウイルに書いても、家族が拒否したらそれまでなのである。だからこそ話し合うことが必要なのだが、現実にはそれができていないために家族が拒否することが多く、患者の意思が通用しないことがしばしばある。

医師も死の間際にいる患者よりも家族の言い分に耳を貸す。疋田に往診してもらっていた前述の今西睦もこんなことを言っていた。

「植物状態になったら延命治療をしてほしくないと書いても、家族なら一日でも生かしたいと思うのは人情ですよ。それに世間体もあるでしょうし、いったん延命装置をつけたらはずせへんよ。のちのち、あんたのひと言で死んだと言われたら困るわ。私の希望は、せめて角膜だけでも提供したいのに、姉妹はみな反対で絶対に許さんと言うからね。だから私が死んでも、私の希望どおりかわからんのよ」

元気なときから、自分の死について、親しい人や家族と納得いくまで話し合っておけといわれる。たしかに理想はそうだが、現実は、大病を患ったり親しい人の死に直面したりしないかぎり、死について家族と話し合うことは容易でない。

拳ノ川では、今西のように普段から死を語る人たちが少なくないのは、疋田の存在があるからだ。死を語るにあたって、疋田は触媒のような役割をしているのだろう。『お通夜教室』しかり、『健康出前教室』しかり、普段から死について語り合うことを、疋田が煽《あお》ってきたからだ。

疋田は、医療環境が未熟な状態だから問題も起こると言いつつ、相好をくずした。

「今まではお任せ医療で、医者の言うとおりにせんといかん時代でした。それが、自分の要望する医療をしてもらえることが多くなりました。まだ完全ではありませんが、より満足な死を実現しやすい条件がそろいつつあります。その意味では、満足死がようやく時代に受け容れられつつあるのかもしれません」

第四章

寝たきりにならない生活

人は三度死ぬ

「死が医学の敗北なら、だれもが死ぬのですから、医学は勝利することがないわけです。しかし、死ぬ人も家族も納得して死んでいくのなら、それは、死に勝利するといえるのではないかと、私は思っております。納得した死を得るためには、死の直前にどうこうするんじゃなしに、そこに至るまでの経路、つまりどういう風に生きたらいいか、ということが大事であります。終末期を考えるには、終末期そのものではなく、終末期にいたるプロセスを考える必要があるのです」

横須賀市医師会が主体となって開催された「市民協働医療シンポジウム」で、疋田は一段高いところでしゃべっていた。ときどき手元の原稿に目を落とす。この日の疋田が演題に選んだのは、「終末医療を考える」だった。

疋田が拳ノ川診療所の医師を引き受けたとき、町長に二つの条件を提示した。そのひとつは、病死した患者がいれば解剖させてもらうこと、もうひとつは学会や講演会に出席することだった。前者は、解剖になじみがない住民から反発があり、受け容れたはずの町長から「それだけはやめてほしい」と懇請されて頓挫した。しかし、後者は約束通りにつづけられ、この日の講演もそのひとつだった。

満足死は終末期医療と密接な関係にあることはいうまでもないが、ただ一般的に終末期医療といった場合、「死」に直結していることが多い。たとえばこのあとのパネルディスカッションは「がん患者の終末期を地域で安心して看取るには？」をテーマに、死を目前にした患者の複雑な心理的プロセスをどう受け容れるか、終末期を迎えた患者の医療と看護をだれがどのように支えていくか、といったことが論議された。いずれも終末期医療を考えるにあたっては重要なテーマである。

しかし「満足死」は、その言葉に「死」が含まれているにもかかわらず、疋田が「満足な生活の延長線上に満足な死がある」と語るように、死は結果にすぎず、あくまでも目的は満足な死を迎えるための満足な生をどう実現するか、ということにある。死は望むと望まざるにかかわらず、いつかその日を迎える。それが満足な死であるかどうかは、それまでの生き方による。満足死が満足な生に左右されるなら、むしろ満足な生を目標にすべきだという。発想の方法が根本的にちがうのである。

この日の疋田のスピーチは、死ぬまで元気でいたければ、どういう生き方をすればいいかというのがその内容だった。

同じ80歳で死ぬとしても、5年も6年も寝たきりになって死ぬのと、直前まで元気で生活し、寝ついたと思ったらころっと死ぬのとではずいぶんとちがう。

元気で死ぬには終末期はできるだけ短いほうがいい。終末期を短くするにはどうすればいいか。疋田は、「人は三度死ぬ」という話から入った。

「人の一生には誕生があり、成長期があり、結婚して一人前の社会人になり、そしていずれ退職します。社会のため、他人のために貢献できなくなったときが『社会死』です。通常は退職してからすぐではなくある程度時間がたってから死にます。その後、自分で自分の身の回りの世話ができなくなり、生活を維持するのが困難になってきます。ベッドで寝たきりになり、おむつをあてられるようになる。これが『生活死』です。そのあと心臓が止まって死亡する『生物死』が訪れます」

疋田は、大抵の人間は障害者になると言う。

「人間五十年、化天《げてん》のうちをくらぶれば……」ではないが、人生50年といわれた時代なら、「社会死」のあと、日を置かずして「生活死」「生物死」がやって来たから、男は隠居するころには亡くなっているので障害者になることはない。ところが平均寿命が80年をこえた現在、生活死と生物死の時間差が広がり、ほとんどの人がだれかの手で介護してもらうことになる。

「今は『社会死』から『生活死』の間が20年、30年とあります。長いですねえ。この間をどうするか、これが今、社会的な問題になっているのですが、『生活死』から『生物死』の間も長い。5年10年はざらです。『生活死』から『生物死』まで、おむつをして死んでいくのが普通です。生まれたときはおむつの世話になったんですから、最後に死ぬときもおむつの世話になると思ったらよろしい。ただし、その間はだれかにお世話にならんといかん。そのお世話はだれがするんだろう、ということを考えていただきたい」

疋田は聴衆に向かってこう語ったあと、現実的な問題として、京都大学のカール・ベッカー教授が発表したデータを紹介した。

ベッカー教授は、イギリス、ドイツ、日本の3カ国で、「両親の面倒を最後まで看ますか」と質問をしたところ、イギリス人は50％、ドイツ人は62％、日本人は75％の人が「ハイ」と答えたという。

さすが日本人、なんて親孝行だろうと思ったのは一瞬で、実際に親が寝込んだときにそれを実行したかどうかを調査すると、「あなたは親を世話しましたか」という問いに対し、イギリス人は40％、ドイツ人は50％だったが、日本人はわずか20％しか実行していなかった。現実は期待値と逆で、日本の親は約5人に一人しかわが子に面倒を見てもらえないのである。

満足死は満足生

「この数字は、みなさんがお年寄りになっておしめをして死ぬときは、お世話してもらえんと覚悟したほうがよろしいということです。さあ、どうしますか？　わしの息子は親思いやからそんなことはせんぞと、自信のある人はどうぞ手を挙げてください」

あまりにもあからさまな発言に、聴衆は一瞬の驚きを示し、やがて笑いがこぼれる。もちろん手を挙げる人はいない。疋田はさらにつづけた。

「子供が面倒を見てくれなかったら、行政に頼りますか？　最近は福祉予算を抑えるためか、簡単には老人ホームに入れんようです。そうすると、自分で守るしかない。自分で守るには、生活死から生物死までの間をなるべく短くせんといかん。短いとはどれくらいだと思いますか？」

会場は水を打ったように静まっている。

「理想は1週間です。それには健康で長生きすることです。そうせんと、あなた自身が不幸になるんです。死ぬまで健康でいたいなら、必然的に治療より予防のほうがいいということになります。これからは、自分の老後はだれもあてにできないという考え方で人生設計をせんといかんのです」

1週間という数字に、会場はいっせいにざわめいた。そんなことが可能なのか。理想はそうでも現実には不可能じゃないか。そう言いたそうな顔だった。

「だいたい嫁をはじめとして、家族がお世話してくれるのは1カ月です。バカ息子でも1カ月はしてくれます。1カ月すぎると、早う死んでほしいとは言わんけど、粗末に扱われると思ったほうがよろしい。これが2カ月3カ月になると、現実問題として、お世話する側に困る人が出てくる。そうすると『生活死』から『生物死』まで、最長1カ月以内でないと具合が悪い。もちろんベストは1週間以内です。では、1カ月以内にころっと死ぬにはどうしたらいいか。それが私の言う『死ぬまで働け』の意味です」

疋田の説明によれば、人間には運動するための細胞と、生命を維持するための細胞があり、生命維持の細胞はその個体が死ぬまでコンスタントに動くが、運動能力のある細胞は使われないと衰退していく。つまり、生命を維持する細胞は元気なのに、運動能力のある細胞が萎縮《いしゅく》した状態が寝たきりである、と。

首を支え、背骨を支えているのは筋肉である。これが加齢とともにどんどん減少していき、やがて歩くときも足が上がらず、つまずいて転びやすくなる。転倒すれば寝たきりである。寝たきりにならないためには、運動能力のある細胞を活性化させ、生命維持の細胞と同時に衰えていくようにするしかない、と疋田は言うのだ。

「一部の細胞が死にかけて、ほかが元気だと苦しみが出てきます。全部の細胞が同じように衰弱し、動けんようになったときに器官も止まれば苦しむことがないわけです。それがピンピンコロリなんです」

これが自然死である。そのための基本が「死ぬまで働け」なのだ。「働け」という言葉に抵抗があるなら「全身の筋肉を動かせ」と言い換えてもいい。

寝たきりにならない方法について、巷間いわれることはいくつかあるが、疋田が体を動かすことをベースに据えたのは、自らも実践している方法だからだろう。たとえばジョギングである。患者から「あれは歩いとる」と言われていたが、疋田にすれば「かなり負荷をかけている」つもりである。負荷の量は人それぞれで差があり、マイペースで疲れずに継続できる範囲で負荷をかけることだそうだ。

「苦しまずに死にたければ、日頃から心がけることです。これからの死は、自分で創るんですよ」

国保料を下げた

会場の聴衆に、いくつかの図表が印刷された紙が配られた。『佐賀町の現状』と書かれた数枚のレジュメは、疋田自身が作成したものだ。

「この表を見てください。佐賀にいる90歳以上の元気な人は全体で27人います。これを農業中心の拳ノ川地区と、漁労中心の市街地佐賀地区に分けると、人口4800人の約3分の2を占める佐賀地区は7人（0.2％）なのに、約3分の1の拳ノ川地区には20人（12％）います。人口全体に占める高齢者も拳ノ川地区のほうが多い。ところが、長期入院は拳ノ川地区5人に対し、佐賀地区は19人。特養入所者数となると、拳ノ川地区4人に対して、佐賀地区はなんと35人です。なぜこんな差がでてくるのでしょうか。町の人と山の人の生活をくらべてみるとわかります。町の人は漁業が中心ですから、仕事に爆発的なエネルギーをつかい、高給取りも多い。陸《おか》に上がると、お金も時間も余っているのに、やることがないからゲートボールで遊ぶぐらいです。反対に山の人は、広い田んぼじゃないから収入も低い。年取って出稼ぎに行けんようになっても、こつこつと仕事をせんと食べていけん。拳ノ川地区の老人は、周辺に10坪か20坪ほどの畑を持っていて、毎日そこで野菜をつくったりしています。自分の体力にあわせて身体を動かしているんです。私は、数字の差はここにあると思っています。元気でいたければ働くこと、つまり体を動かすことなのです」

佐賀地区に住む人たちの姿は、定年退職した途端にすることがなく、毎日ブラブラしている都会の元サラリーマンに重なる。

「人間は働くことで、死ぬ寸前まで生活するのがいちばん幸せだろう、というのが私の30年間の経験です。働くとは体を動かすことで、こうすれば終末期医療を考える以前に、まず元気でおれます。今の医学では80％の痛みはとれますから、直前まで元気なら、あなた方のほとんどは幸せに死ねるということです」

ひょうきんな語り口で聴衆を爆笑に誘いながら、疋田は話をこう終わらせた。

「これは理屈じゃありませんよ。みなさんも実践していただければ、生活死から1週間であの世に逝けるということです。これなら終末期を心配することもないでしょう？どうです、今日からでもやりますか？」

死というテーマはなかなか語りにくく、同時に耳を傾けにくい。疋田のように、専門用語をつかわず平易な言葉で語るとわかりやすいが、専門家には俗っぽく聞こえて拒絶されかねない。この日の聴衆は専門家ばかりである。講演の前半はあっけにとられ、ときおり失笑ももれたが、意外にも盛大な拍手が会場に響いた。

疋田の言うことは単純だ。「自分の体力にあわせて働け」、ただこれだけである。働くというのはあくまで健康のためだ。それが人を喜ばせる働きなら、自分の心の健康になってなおいい、と疋田は言う。

単純なことだが、これがもたらした影響ははかりしれない。たとえば佐賀は、疋田が赴任して18年目の89年、全国でも珍しく国保料を下げた。

国民健康保険の保険料負担は、加入者の保険料と国費でほぼ半分ずつ負担（現在は給付費の50％を国が41％、都道府県が9％負担している）することになっていた。国保加入者の医療費が増えれば、保険料と国庫負担がそれに比例して増える。医療費は全国的に増加する一方で減ることなどまずなかった。高知県でも「医療費の増加に見合った国保料の改定」、つまり値上げを指導していた時期に、それを下げたのだから、きわめて異例なことで、地元の高知新聞に〈異例の国保料引き下げ〉という記事が載って話題になったほどである。ところが、厚生省に無断で下げたために、翌年から補助金をカットされてしまった。憤慨した佐賀は、その後の国保料を16年間据え置いた。この16年間据え置きという事実だけでもきわめて異例だった。

国保料を下げた原因はいくつかある。たとえば、疋田がやって来る前の住民は、近隣の大病院をはしごしていたが、『広域総合病院構想』が知れ渡ると、まず診療所にやって来るようになり、むやみに薬を投与しなくなったこともある。しかし、なんといっても疋田の「死ぬまで働け」が行き渡り、住民が元気になったことだ。元気になって近隣の病院に入院しなくなったことが医療費を下げたのだ。

年寄りが元気になれば家族が満足し、医療費や介護費が減るから住民が満足し、行政も満足する。これこそ疋田がよく口にする近江商人の家訓、「三方よし」である。

人間の心は死の間際まで変わる

稲刈りを終えた秋晴れのある日曜日、「インタビュールーム」と呼ばれている診察室で、わたしは疋田と向き合っていた。

基本的に診療所で診察するのは月曜から土曜の午前中までで、夜間はもちろん日曜日は休診となっている。しかし疋田は、「役場の言うとおりにしてたら地域医療なんてでけんやろ」と、日曜はもちろん、早朝や夜間の診療も勝手につづけてきた。行政側にすれば、労働基準法に抵触するおそれもあって、おいそれと疋田に協力するわけにはいかず、日曜日の診療は疋田が勝手にやっていることにして、薬剤師も看護師も置いていない。こうした疋田の強引さも、行政側が顔をしかめる原因になっていた。

わたしが疋田と膝を交えたのは、わたしの中で満足死の概念をはっきりさせるためだった。大まかな点ではわかっていても、細かい点となるとわたしの思い込みもある。それを確かめたかったのである。わたしはたずねた。

「医者はリビング・ウイルに書かれたことを実行すれば、患者にとって満足な死を迎えられると解釈すればいいのですか？　それとも死の間際に変わる患者の考えを柔軟に受け容れるべきなんですか？」

疋田は眼鏡の奥にある黒々とした目を糸のように細めた。何かを考えているときに見せるいつもの顔だ。１分ほども経ってからようやく口を開いた。

「死を受容した以上は、宣言書どおりに実行すれば間違いはないだろうし、それが満足死だと思います。しかし、死にゆく人の心の動きというのはものすごく変わります。それは、死というものに不安があるからです。何事もなかったときは、あんなことをされるなら死んだほうがましやと考えても、いざ死を意識する事態になると、やっぱりこっちのほうがいい、あっちのほうがいいと迷うんです。それを見抜く努力と技量を、ターミナルを担当する臨床医は持っていなければいかんと思う。人間の心理というのはそんな単純なもんじゃないですよ」

エリザベス・キューブラー＝ロスは『死ぬ瞬間』（1969年）で、200名以上の臨死患者をインタビューし、死に至るまでの心理を〈否認と隔離〉〈怒り〉〈取引〉〈抑鬱〉〈受容〉の5段階に分けたが、これまで数多くの死を看取ってきた疋田の体験では、それ以上に多様で複雑で不安定だという。それを見極めるのは、おそらく家族でも困難をともなうだろうが、終末期にかかわる医師は、一歩でも家族に近づかなければならないと言った。

しかし現実は、医師と親しく言葉を交わせる患者は多くない。わたし自身も、普段から使っている診療所の医師と打ち解けて話したことはない。重ねてたずねた。

「告知やインフォームド・コンセントといっても、大病院には患者が気軽に聞ける雰囲気はないし、医者もよく知らない患者なら、告知していいか迷うんじゃないですか？」

「そのとおりです。死に直面したときの揺れ動く心を見抜いて接するのが、満足死の神髄に達する処置だと思っています。この人ならほんとはこうしてほしいんじゃないかと、その人の心情をくみ取るのがかかりつけ医であり、そうすることによって、死にゆく人は心から満足して死んでいけるんだと思います」

「医者にはかなり高いハードルですね」

「私だって患者さんにそれができているかどうか、怪しいもんですよ」

このとき疋田が自虐的な言い方をしたのは、疋田の患者がすい臓がんだったのに、発見が2週間近く遅れたことを気に病んでいたからだ。

その患者が最初にやって来たとき、食事が喉を通らないということだった。症状から胃だと思った疋田は、消化器の専門医を紹介して胃カメラで検査をした。しかし異常はなかった。しばらく様子を見ることにしたが、依然として食事ができないという。そのときはたと気づき、急いでCTを撮ったら、末期のすい臓がんだった。

発見したときは、余命数カ月と手術もできない状態だった。結局、患者の家族から何も言わないでほしいと懇願され、告知もインフォームド・コンセントもできず、3カ月後に死んだという。疋田は、自分の誤診からこうなったのではないかと悩んでいた。この悩みは、まだしばらく疋田を苦しめることになりそうだ。

満足死にかかりつけ医は必要か

「そうすると先生、身近にそういう臨床医がいないと満足死が叶わないということになりませんか?」

「そうは思いません。死を受容する前は心の乱れがあるかもしれないけど、死を受容した以上は、リビング・ウイルに従えば間違いないのです。意識があるうちは、患者の希望に沿うことは大事ですが、意識がなくなれば、宣言書に書いてあるとおりのやり方であれば満足死であると思います」

ここで疋田が語る言葉の矛盾に気づく。前半では、満足死を望むなら家族の一員のようなかかりつけ医を探せと言い、後半では、そういう医師がいなくても満足死はできると言っているのだ。ずいぶんとちがう。すごく大事なことのような気がして、わたしはこの矛盾を疋田に何度も質した。

「わたしだって、病院で人知れず死ぬより、家で家族に囲まれて死にたいと思いますよ」

「あんただけじゃなくて、それはだれでもそう思ってます」

「だけど、死に直面して、家で死にたいと望んでも、身近に往診してくれる医者がいなければ叶えられない現実があります。重ねてたずねますが、だからこそ満足死を理解する医者の存在が重要じゃないですか？」

「重要でないとは言いませんが、そういう医者がいなければ満足死が叶わないということではないと理解しています。ベターではあっても必要条件ではないんです。たとえば家で死にたいという希望ですが、これは治療しながら家で死ぬのではなしに、これまで生活していた家で死にたいということですから、病院で治療のかぎりを尽くして、死が避けられないと判断したときに、病院から家に連れて帰ってもらえば、本人の希望は叶えられるんじゃないですか」

「実際には、先生が満足死を考えるきっかけになった大塚さんのように、身近に往診してくれる医者がいたときに許可することが多いんじゃないですか？」

「医者の許可をもらわなくても、本人が退院したければできます」

「むかしは主治医の許可がないと退院できませんと言われたが……」

「言いました。それは口実であって、実際はいくらでも退院できます。退院したからといって罰はないです。ただそれを言えなかっただけです。家で死にたいのに、家族に迷惑をかけるからと言えん人が多い。子供たちも同じです。今は夫婦共稼ぎの家族が多いから、どっかの病院に入ってくれていたほうが楽なんです」

「家に帰っても介護や治療してくれる人がいなかったら、本人も不安だし家族も安心できないですよね。それを考えると、やっぱり満足死は医者の存在が大きいのではないですか？」

「在宅死を希望するというのは、家で治療しながら死ぬということではなく、家で死にたいということなのですから、たとえ死の直前であっても、家に連れて帰ってもらいたいというのが希望なんです。ただ希望を書くとき、家で死にたいと希望しながら、それは叶えられんやろうと、初めから諦めて病院と書く人もいます。だから、宣言書に書かれているものが、すべて、あの人たちの希望ではないんです。書く前に、余計なことを書いて、みんなに迷惑をかけるんじゃないかと考えるんです」

「だからこそ、患者と家族のように話ができる医者が必要じゃないのですか？」

「あんたもわからん人やな。それはちがいます」

「どうちがうんですか？」

「何回も言うようやけど、死にゆく人は、満足死に対して不安があるんじゃなくて、死ぬことに対して不安があるんです。死の不安から、これで本当に楽に死ねるんやろうか、もう満足死じゃなくても死んでもええというように、死の受容が大きく乱れるんです。死に対して満足であるかどうかは、宣言書を書くことによって、ある程度、本人は納得していると思っています。もちろん、そこに満足死を理解してくれる医者がいれば、より満足死に達する確率が高くなりますが、いなかったからといって満足死が叶えられないわけではないんです」

気軽に相談できるかかりつけ医がいれば、満足に生きるという意味ではベストだが、たとえいなくても、往診してもらうなどして希望通りに死ぬことができれば、それはそれで満足死であるということだろうか。

現実論としての満足死

わたしはまだ疋田の「満足死」を理解できないでいた。そこで尊厳死協会と満足死の会のちがいからふたたびたずねた。

「満足死の会のリビング・ウイルが、尊厳死の会のそれとちがうのは、最後に要望欄があることです。みなさんはそこにどういうことを書いているんですか」

「スパゲティ状態のことを書いている人が多いですよ。その次が家で死にたいということですね」

「尊厳死協会は在宅死にはふれてないですね」

「ないです」

「在宅死を望むなら、医者が往診してくれないと困ります。それを考えると、往診してくれる先生が満足死の必要条件になりませんか？」

「どうも誤解しているようやな。死を受容する前、つまり生を目的としている間はさっきのような臨床医がいたほうがよろしい。自分の健康のためにも、そういう臨床医を捜しなさいということです。しかし、いったん死を受容したら、そういう医者は関係ないんです。リビング・ウイルを尊重してくれる医者であれば充分です」


ここで初めて、かかりつけの臨床医がいることが「ベターではあっても必要条件じゃない」と言った意味がはっきりとした。患者の心理状態がわかるような臨床医がそばにいれば満足死に達する確率が高いという意味でベターなのである。しかし、患者が死を受容し、自身が判断できない状態になったとき、リピング・ウイルに書かれたことを医師が履行してくれるかどうかを疋田は重要視しているのだ。それでもわたしはさらにたずねた。

「死ぬ瞬間のことなら、たしかに満足死を理解する先生がそばにいないといけないということはないと思う。しかし、満足死が満足な生の追求であるなら、やっぱり身近にそういう先生がいないとまずいんじゃないですか？」

「あんたはほんまにわからん人やな。どうしてまずい？　自分のことですよ。自分が満足したらええやないですか」

「入院したとき、自分の本音を言える主治医がいたほうがいいじゃないですか？」

「そりゃ、そうしてほしいです。でもそういう主治医がいなければ満足死ができないわけではないやろ？」

疋田の話を聞きながら、思った。わたしは理想論を語り、疋田は現実論を語っているのだ、と。

家族のようになんでも話ができる医師が身近にいればそれに越したことはない。しかし現実には、だれもがそういう幸運に巡り合えるとはかぎらない。たとえば、満足死の会に加入している医師は、満足死についてもっとも理解している医師だろうが、わずかな数だから、この広い日本で彼らに出会う確率は偶然でしかない。もし彼らに出会わなければ満足死を実現できないとなれば、まさしく幸運な人だけしか満足死は得られないということになる。それでは決して普遍的な概念になりえないだろう。

だから疋田は言うのだ。満足死は一人称の死であり、自分で決める死なのだから、満足な死に至るまでの生は自分なりにベストをつくせばいい。身近に家族的な臨床医がいればベターにはちがいないが、いなくてもセカンドオピニオンなどで対処できるはずだ、と。

いったん死を受容したあとは、すでに意識を失っていたとしても、リビング・ウイルに書かれたことを変更していないかぎり、それを実行してもらえば、それはその人にとっての満足死と判断すべきである、と。この点にかぎれば日本尊厳死協会と大差はないが、「要望欄」が、満足死の会が定めたリビング・ウイルよりも優先されるという点では、はるかに個人の意思を尊重しているといえる。

満足死という思想がもっとも大事にしているのは、文字どおりの満足な死そのものではなく、やはりそこに至るまでの満足な生をどれだけ実現できたかという点にあり、そこは自らつくるしかないということだろう。

満足死が実現できる時代

「私は、満足死は今の時代に合致すると思とるんです。今まではお任せ医療で、医者の言うとおりせんといかん時代でした。それが、自分の希望する医療をしてもらえるようになったわけです。まだ完璧ではありませんが、医者と患者は対等だという認識も生まれてきました。これは、より満足死を実現しやすい条件が整ってきたということです。尊厳死はちがいます。人間の尊厳は自分の思いどおりにはならんことが多いです」

疋田の楽観論に、わたしはあえて異を唱えてみる。

「患者の要望を聞いてくれる時代になったといっても、ただハイハイと聞いてくれるわけではない。たとえば必要のない検査でも、患者は拒否できないこともあります。ある意味で患者は、医者を全面的に信頼するしかないんじゃないですか？」

「あんたのおっしゃるとおり、今までの医療やったら病院の都合で入院させられたり、退院できなかったりといったことがありました。ただ最近は、患者もはっきりノーと言うべきだという方向に流れています。時代が満足死を迎える環境になってきてるんです」

「ということは、まだ満足死が完全に実現できる時代が来てないと？」

「来てません」

「満足死には未熟な状態だからいろいろと問題が起こるというわけですか？」

「そうです。完全な告知ができなかったり、インフォームド・コンセントが十分でないときに、倫理面で起こります。それをクリアせんことには、医療判断学に合致した満足死はできないと思っているんです」

疋田は遠くを見る目で言葉を継いだ。

「告知が普通の状態になって、インフォームド・コンセントが十分いきわたったら、満足死は一般的になるだろうと思います」

老人と性

「先生、勝手にリハビリ室を使っていいかね」

話に夢中になっていたわたしたちの間に、突然Yが割り込んで来た。

ごま塩頭のYは70歳代だろうか、顔が赤銅色に焼け、とても病人とは思えない体つきをしている。ところが1カ月ほど前から原因不明の腰痛に悩まされ、ときどきリハビリをするために診療所へ通っているのだという。

疋田は「どうぞ」と答えると、Yはそっとドアを閉めて出て行った。ところが、それから五分もするとふたたび戻って来た。

「先生、ちょっと見てみい。これ、すごいで、どうや」

わたしの目に触れないように、体で隠しながら疋田に何かを差し出した。わたしがのぞき込もうとすると、口を一文字に結んで睨《にら》んだ。彼が手にしていたのは、若い女性の性器をストレートに写したエロ雑誌だった。秘密裏に取り引きされているような雑誌らしく、紙質も印刷もかなり悪い。性の表現が自由になってから、この種の雑誌はほとんど見かけなくなったが、どぎつさでは週刊誌で見るヌード写真の比ではなかった。

「こんなもん、どこから仕入れてきたん？」

疋田は呆気にとられているが、ほとんど顔色を変えずにたずねた。

「友だちが持ってたんや」

「ちょっと汚い感じはせんか？」

「自分らは嫁さん以外のもんは見られんがぁ。やっぱり若いほうがええけに」

Yはニコニコしている。子供が自分の宝物を自慢しているような顔だ。

「どこで手に入れたん？」

「そりゃ言われんわ。だから禁断の本です」

「どこで見るん？」

「家でや。これな、自分でゆっくり見るのがええんです」

「ちょっと預かってもええか」

「預かるって取りあげたらいかんぞ、先生！　戻してもらわんといかんぞ」

少しばかり興奮して言った。

「なんで？」

「なんでて、そりゃ、貴重なもんやから」

「そやけどな、こんなもん見んでも、昔の思い出を浮かべるだけでもええやないか。そのほうがきれいやで」

「きれいかもしれんけど、後悔先に立たずやで。若いころのことがいまだにひきずっておる。兵隊に行ったら死ぬかもしれんのに、カッコええことばっかり言うてよ。相手の手も握れんと別れて……。人間はやっぱり弱いわ」

診察室がほんの少し静まった。

「ほんまにどこで手に入れたん？」疋田が口を開く。

「ここだけの話やで、先生。しゃべったらいかんぞ。シルバーの仲間が持っちってよ。ほなちょっと貸してくれやと。アッハッハッハ、最近のシルバーも開けちょるで」

「開けてるけど、ちょっと程度が低いで」

「先生も曰く、年いっても元気でおらんといかん、や」

ガハハァと外にまで聞こえそうな笑い声をたてて診察室を出て行った。

年寄りたちがエロ本を回し読みしている姿を想像しながら、ここの老人会もすごいなぁと、つくづく感心してしまった。

老人神話

「彼のような人が老人会にいることは、非常に大事なことなんです。年寄りには性を語ることがタブーで、老人には恋心とか性的魅力はないんだというのがこれまでの社会通念でした。そういうことを話題にするだけでも汚いという考えです。『年甲斐もなしに』とよく言うのは、老人と性は関係ないという常識があるからで、それを話題にするだけで嫁や息子は困った顔をします。これが老人神話です。そうじゃなしに、性を自由に語る雰囲気があれば、年寄りはずいぶん元気になるんです」

芝田は老人と性について、こんな例を語った。

仮にTとする。脳卒中で倒れ、右半身が麻痺してしまったが、病院を退院すると「鈴」の出張診療所を訪れ、芝田の指導でリハビリに励んだ。あまりにも一生懸命リハビリをするので不思議に思い、彼と親しそうな患者にたずねた。すると、彼には茶飲み友だちの女性がいて、元気で彼女と会いたい一心でリハビリに励んでいるのだという。

ところがある日、そのことが回りまわって息子の嫁に知れた。周囲が面白半分に噂したらしく、嫁は「世間体もあるのに、年甲斐もない」と憤慨し、相手の女性に向かって「もう来ないでほしい」と告げた。そう言われたら来るわけにいかない。いつしかその女性の姿は見られなくなった。

ところが、女性が来なくなると、Tはリハビリに見向きもしなくなり、めっきり運動量が下がって寝たきりになった。最後はそのまま肺炎で死んだという。

芝田はため息をつきながら言う。

「年甲斐もなしに色恋にのぼせて、と周囲が言うもんやから、お嫁さんも来んといてほしいと言うしかなかったんやろな。お嫁さんに断られたら、来たくても来れんようになる。もしも社会的な批判がなければ、むしろ家族はバス代を出してでも来てもろたほうがよかった。老人には恋心はいらん、性的魅力はない、異性を意識したらいかんという社会通念があるから『年甲斐もなしに！』という批判が出るんです。あのままどんどんリハビリしてくれたら、おそらく寝たきりになることもなかったんです。Tさんは老人神話の犠牲になったんです。社会が殺したんですよ」

管轄外へも往診

老人神話の話題で夢中になっていると、突然疋田の机の上にある電話が鳴った。日曜日だから、当然疋田にかかってきたものだ。

電話の主は港のそばに住んでいるMだった。数日前に血液検査をしたのだが、排泄機能が落ちているだけで、それ以外は問題がなかった。そのことは看護師が電話で説明したのだが、本人は不安で落ち着かず疋田に電話をしてきたというわけだ。

港のそばの佐賀地区は疋田の担当区域ではない。ここには別の診療所があって、Mはそこに通っているのだが、その医師とは別に疋田にも相談しているらしい。

彼は決して疋田に往診してほしいとは言わない。往診を依頼すると往診代がかかるからだ。必要なときは彼のほうから看護師を指名するし、疋田に来てもらいたいときは、疋田に不安を打ち明けたら言わずとも来てくれると読んでいるらしい。

疋田は「心配せんでもよろしい」と何度もくり返して受話器をおいたが、案の定というか、やはりMのことが気になるようだ。

「あの人は心に不安があるものだから、対面して説明せんと納得せんのです」

われわれの話はそれほど急を要するものではない。もし往診するんだったらどうぞ、と言うと「そうか、ほな、あんたに紹介するわ」と立ち上がった。

Mは、佐賀の町の中心である土讃線の土佐佐賀駅から歩いて5分ほどのところにひとり暮らしをしている。駅前に車を止め、迷路のような路地を抜けた先の五軒長屋が彼の家だった。かつての漁師町がそっくり残っていて、随所に漁網を干す棚がしつらえてある。引き戸を開けると、ちょうど食事の最中だった。

「先生、心配はありませんか」挨拶よりも先に、いきなりMは疋田にたずねた。

「心配はない。あんたは塩気さえ控えたらよろしい」

「いっぺん検査してみようと思とるんやけどな」

「何の検査？」

「エコーよ」

Mにとってエコーは神様みたいなもので、エコーさえとれば何でもわかると信じている。検査というと必ずエコーをとってくれと言い、エコーさえとれば納得する。しかし彼の悪いのは腎機能であり、エコーでは検査できない。

「エコーとっても意味ない。検査するんやったらオシッコを24時間ためて、そこにどれくらい塩があるか調べたほうがええ。あんたが1日にとった塩の量がわかる」

疋田がそう言うと、Mは拗《す》ねるのである。

「ほたらせん」

「なんで」

「先生はむつかしことばっかり言うから、僕らにはわからん」

「むつかしことないやろ。オシッコをためたらええんや」

しばらく沈黙がつづいたあと、Mは不安そうにたずねる。

「どの程度悪いんかね」

彼は、自分が信頼する人が心配ないと言えば安心するのだ。疋田に同じことを繰り返したずねているのは、疋田からその一言が聞きたいためだった。

「それを決めるには、小便をためて、塩がどれくらい入ってるか見たらわかる」

「1日分とらんでもコップに1杯でわかりそうやろ」

「多いときと少ないときがあるから1日分をとらんといかんのや」

「そんな、ややこしこと、でけん」

疋田は、尿をためるボトルさえ持って来れば、きっと不安でいっぱいのMは素直に言うことを聞くだろうと思っているから、検尿の話はここで打ち切った。

「電話かけてきたから心配したけど、元気そうでよかったわ」

「息しおる間は頑張らないけん」

「そうよ、そのとおりよ。それを他の人にも教えてほしい」

膳の上には小鉢と一緒にビールの小瓶と飲みかけのグラスが置いてあった。彼の楽しみはビールで、ビールを飲めなくなるなら本当に死んでもいいと思っている。だから、検査をすると必ずビールを飲めるかと念を押す。疋田が、大丈夫、飲めると太鼓判を押すと、初めて笑顔を返すのだ。

「ビールはこれくらいでちょうどいい加減か」

「ええ加減か言うても、先生、それは殺生やで」

「ほな足らんか」疋田は笑顔でたずねる。

「もうええわ、死んでもどうってことないわ。84まで生きたら上等や」

「そやけど、塩だけは気になるな」

「先生にそんなこと言われたら、僕は胸がフタフタしおるで」

「そうか、悪かったな。言わなんだらよかったな」

「ビール飲んでも、うもうないで、先生」

「えらいすいませんな（笑）」

老々ボランティア

引き戸を開けて外に出ると、疋田から「どうや？」と声をかけられた。海辺の町の路地を歩きながら「口と顔はちがっていましたね」とわたしは言った。

「そうや、病気のことは気にしてるけど、幸せそうやろ？　独居老人は幸せなんです。その次が老夫婦。三番目が子供と同居する老人かな。ただし、私の幸せというのは健康度が高いということ。息子夫婦と同居していると勝手に外に出られんし、子供に任せきりやから体を動かさん。これがひとり住まいやと、何もかも自分でやらんといかんから元気になるんです。Mさんの部屋を見たらわかるけど、毎日掃除してるし、買い物も自分で歩いて行ってます。それに最近は楽しみもできたようです」

楽しみというのは、Mが最近はじめた老々ボランティアだそうだ。といっても、そういう仕事ではなく、疋田がそう呼んでいるだけである。

数年前、彼は愛妻に先立たれた。その途端になにも手につかなくなり、うつ病になってしまった。病院に通ってうつ病の薬を処方されたが、その副作用で歩くこともおぼつかなくなった。疋田は薬を断たせ、そのかわりに心配事の相談相手になってやった。最近は、本当にうつ病だったのかと思うほど、すっかり元気になっている。疋田のちょっとした「おせっかい」で、彼のうつ病はどこかに吹っ飛んでしまったのだ。

Mの家の近所に車椅子でひとり暮らしをしている女性がいた。仲良かった妻と同じぐらいの年齢という。自由に外へ出られずいつも淋しそうにしていたから、疋田はMに、その女性の話し相手になってほしいと頼んだ。しかしMは、「あそこはひとり暮らしやからなぁ」と躊躇し、いつまでも決断できずにいた。そこで疋田はこう言った。

「ひとり暮らしや思うからいかんのや。あんたが話をして、相手に喜んでもらうんや。これは老々ボランティアとちがうか。若いもんにはちょっとでけんな」

疋田の話を聞いて安心したらしく、Mは世間話でもするつもりで行ったが、意外にも相手の女性は子供のように喜んだ。あんまり喜ぶものだから、彼も嬉しくなって追い追い行くようになり、そのうちうつ病も消えてしまった。

「老人でも性は大いに関係があります。老若にかかわらず、異性に対して行動を起こすと意外な効果を発揮するんです。異性に会えば自分も相手も楽しい。ボランティアと思えば堂々と行けるじゃないですか」

齢《よわい》を重ねた人間を、「役立たずの老人」にしてしまうのは、社会に満ちている偏見と根拠のない常識なのだろう。同じひとり暮らしの高齢者でも、今を幸せと感じるのは、男性が女性の半分ほどだという。地域とのつながりが少なく孤独感が強くなるからだが、それならなおさら、こうした先入観を取り払っていくべきだと疋田は言う。

歳を数えるな

「老人神話を捨てるには歳を数えるな」と疋田は言う。実際、疋田は50歳をすぎてから歳を数えたことがない。

「人間は歳をとると、もう歳やから仕方がないと諦めることが多い。それなら歳は数えんほうがいい」と思っている。

「赤ちゃんと小学生は誰でもわかります。年齢もせいぜい6つか10ほどの差です。高校生に『あんた小学生ですか』って聞く人はいないでしょ？　10歳も離れていないんですよ。ところが50歳の人に、60歳ですかとたずねることはよくあります。70歳と80歳は見分けがつかんことが多い。歳とると10歳ぐらいの差は、子供の2、3歳ぐらいの差です。だったら歳なんて数えんことです」

歳を数えると、世間にある老人に対する先入観や老人神話に、自分もとらわれてしまう恐れがある。老人に対する常識を打ち破るためには、まず自分の歳を数えないことであり、そのうえで「歳とっても自分の健康のために働き、それも他人が喜ぶ働きならなおいい」、これを忘れないことだと重ねて言った。

疋田は朝目覚めると、医師免許をとった23歳の頃を思い浮かべるそうだ。医師になったときに、疋田は「これで母から言われた供養ができる」と奮い立った。85歳をすぎても、気持ちが23歳に返るたびに、「初心を果たすのがあんたの務めや。そのためには一生懸命やらんといかんぞ」と母から叱咤されているような気がするという。するとその日一日、やる気が体中にみなぎってくるそうである。

第五章　それぞれの満足死

余命一ヵ月

ドアに「拳ノ川診療所」と書かれた小型車が、疋田を乗せてV字形の谷を奥へ奥へと向かって走っていた。谷の中央には伊与木川にそそぐ支流が流れているが、車からは草木に覆われた川面がちらちらと見えるだけである。見はるかす先の山裾には、おもちゃのような土佐くろしお鉄道の車両が2両連結でのんびりと走っていた。

山から吹き下ろす風が谷を渡って来る。夏の強い西陽《にしび》が谷に黒々と山の影を映していた。

このあたりで平地といえば、川沿いのごくかぎられた部分だけだ。昔から、平地はことごとく田んぼにつくり変えられ、人間は山の斜面を削って住んだ。だから、どの家も傾斜地にへばりつくようにして建っている。

あたりに街灯はなく、陽が落ちれば底なしの闇につつまれるだろう。

この先に森小夜子の家がある。疋田にこれが満足死といえるような例があれば、ぜひ遺族に聞いてみたいと言ったところ、「それやったら、森さんがええかもしれんな」といきなり車に乗せられたのだ。先方だってそれなりに準備があるのだから、前もって電話を入れたほうがいいのではないかと言うと、「ここではそんな習慣はないから心配せんでよろしい」と、まったく気にする気配がなかった。

森の家は、車道から15メートルほど高台にあった。車を路の脇に止め、坂道を登って行くしかない。玄関までつづく道はZ字に折れていて、かなりの勾配である。年寄りにはなんともはた迷惑な坂にちがいない。夏の陽射しが容赦なく照りつけ、一歩登るごとに汗が噴き出してきた。

坂を登り切ると、廂《ひさし》が落とす陰で茶葉を干している女性がいた。70も半ばを過ぎるというのに、小柄な体できびきびと動くさまは、いかにも健康そうだった。「あれまあ、先生」とふり向いたその女性が森小夜子だった。

庭からの眺望は絶景だ。まるで雲の上から下界を見下ろしている気分である。うっとり景色に見とれているわたしを横目に、森は家の奥へと入って行った。

「さあ、どうぞ」

森がお茶を出すと、「いや、お茶は飲まんのです」と疋田は手で遮った。「ああそうでしたね、うっかり忘れていました」と森は笑う。小学生の頃、いたずらが原因で母と茶断ちを約束したそうで、それを今も律儀に守りつづけているのだという。

「あとで迎えに来るから、あんたはここで話を聞かせてもらいなさい」と言い残し、疋田は登って来た坂を引き返して行った。

森小夜子は1994年に義母《はは》の喜美恵を膀胱がんで喪《うしな》った。余命1カ月と言われながら3カ月生き、小夜子の献身的な介護に、義母は死ぬ直前に手をあわせたという。

嫁には感謝しちゅう

あれは7月13日でした。私は縫製工場へ行きおりましたが、帰ったら下血したと言うんです。こりゃいかん、と思て、疋田先生に相談して窪川（現四万十町）の病院に検査入院しました。膀胱がんでした。義母には「私が会社を辞めてきっちり看るきに、このまま入院せん？」と言ったのですが、「病院は嫌や、帰りたい」と手をあわせるんです。それが不憫《ふびん》で、どうしても退院させてやろうと思いましてね。

病院の先生から「連れて帰っても、あんたのような小柄な体では絶対に無理や。よう世話せんきに、諦めて入院させなさい」と言われました。「帰ったらものすごい出血になるが、それでもかまわんか」と、何度も聞かれたのですが、義母のことを思うとどうしても退院させてやりたくて、「私は堪えられます」と大見得を切ったんです。

結局、疋田先生が「家族の同意があるなら、私が引き受けます」と言ってくれ、ようやく義母を連れて帰ることができました。

退院した日は、今日と同じように暑い日でした。

義母にはがんだとは伝えていません。45歳のとき、子宮がんの手術をしたそうで

「子宮をこっぽり除けてしもうちょるけ、絶対にがんじゃない」と信じちょるようでした。そんな義母に、今さら膀胱がんでしたなんて言えるはずがありません。

義母は週刊誌を読むのが好きでしてね。ほら、そこの縁側に座って、日向ぼっこをしながら、いつも読んどるんです。だから、芸能人のことはよう知っちょりました。

息子も、おばあちゃんのためにって、よく週刊誌を買ってきました。

そうそう、義母が病院から帰ってしばらくすると孫が生まれたんですよ。嫁が「おばあちゃん、生まれたで、男の子やで」と、義母が寝ているベッドの枕元に寝させてくれましてねぇ。嬉しかったんでしょう、喜んで喜んで、泣いて泣いて……。

近所の人たちも毎日のように遊びに来てくれて、ここは私の憩いの家やね、と笑うたほどです。義母も楽しかったのか、ほんとに喜んでくれ、「わしは恵まれちゅう。ここがいちばんええ」と口癖のように言ってくれました。

縁側で週刊誌を読めたのも8月いっぱいでした。だんだんと痛みがひどうなって、9月からモルヒネがないと無理でした。おむつをしたのもその頃です。最初は交換するのが怖くてね。換えようとすると、床にぽたりと血が落ちるんです。本人は嫌がるやろうと思て血は見せんようにしましたが、慣れるまでが大変でした。

朝起きるとまずおむつを換え、それからご飯を食べさせるんです。牛乳と味噌汁は欠かしませんでした。青葉と卵を入れた味噌汁を飲みながら、「うまいうまい、朝は味噌汁がいちばんええ、病院におったらこんなもんは食べられん」言うてね。寝込むようになってからストローで飲ませましたが、疋田先生にうかがうと、口から食べられるなら点滴する必要はないと、最後まで点滴はしませんでした。

私は近所の工場に勤めておりましたから、出勤するのはいつも義母に朝食を食べさせてからでした。

介護はどこで勉強したかって？　ぜんぶ自己流ですよ。大きなタライを買うてきて、太陽の下に置いとくと温かくなりますでしょ？　それで昼間も腰を洗うちゃって、頭も1週間に一度は洗うちゃりました。

夜は義母が寝ているとなりの部屋に私も寝ました。夜中でもおむつを換えにゃいかん。おしっこならともかく、血やからベトベトやしね。それで、いつ交換したらいいかわかるように、義母の手と私の手をひもで結んだんです。大きな声で呼ばなくても、ひもを引っぱればわかるでしょ。一度なんか、義母が38度5分も熱があって、夜中に疋田先生に往診してもろたことがありましたが、先生は「あんた、ようわかったなぁ」と驚いていました。

ただ、手が動いただけということもよくあって、いつも睡眠不足でしたね。

義母はたえず私に「感謝しちゅう、感謝しちゅう」て言うておりました。「これほど長生きさしてくれたのはおまえのおかげや」言うてね。だから、ひとりで介護しても、ちっとも辛いと思いませんでした。

主人の妹も主人もときどき手伝ってくれましたが「私が看るきに、かまわん、かまわん」言うて、最後まで私が世話したんです。

でも、疋田先生がいなかったら、なんぼ私が世話する言うてもむずかしかったと思います。台風の日でも雨の日でも往診してくれ、電話したら夜中でも飛んで来てくれてましたから。私たちにとって先生は神様でした。

義母が亡くなったのは10月10日の朝5時、享年90歳でした。窪川の病院を退院するとき、余命1カ月もないやろと言われたのに、それが3カ月も長生きしてくれて、ほんとうに疋田先生には感謝しちょります。

義母は死ぬ間際に、子供たちがみな枕元におるところで、こう言ったんです。

「わしゃ、小夜子にずいぶん世話になったきに、おまえらも礼を言うてくれ。わしは満足じゃった」

先生には「ありがとう」とお礼を言い、そして「小夜子には感謝しちゅう」って、私に手をあわせながら亡くなったんです。大往生でした。

これが病院にいたらとなり近所の人にも来てもらえんし、家族も看病でけんやったやろし、お母さん、ほんまによかったね。私もこんな死に方したいと思いました。

亡くなったとき、ひとっつも悔いがないき、涙もでなかったですよ。「おばあちゃん、願いが叶うて天国へ行けるき、よかったね」って声をかけてやりました。

義母はいろんなものを遺してくれましたが、いちばん大きいのが家族の絆やと思います。嫁がね、私が義母を世話しちゅうとこを見ちゅうでしょ。だから、「お父さんとお母さんは絶対に私が家で世話する。安心してほしい」って言うんですよ。それを聞いて、私が義母にしたことが報われたと思いました。

義母を世話したこと、私は幸せだったと思ちょります。死んでからでも周囲の人間を喜ばせるんですから、きっと義母の死は満足死やと思うたです。

四万十帯とひとつになる

家族が死んで遺された者が満足するはずはないだろうが、死にゆく本人が家で死ぬことに納得し、家族も納得できるような介護ができれば、避けられない死への諦めが満足にかわるのかもしれない。逆に充分な介護ができなかったときに、家族は死を納得できずに悲嘆が残るのだろう。それにしても森小夜子のような嫁がいて、亡くなった義母がうらやましいかぎりだ。こんな介護力があれば誰だって満足な死を迎えられるにちがいないとは思うが……。

やがて疋田が迎えに来ると、わたしが疋田にかわって運転することになった。

「先生の満足死ってなんですか？」

運転に慣れたころ、わたしはあらためて疋田にたずねた。

「まだ死ぬことは考えとらん。最期になったらどうなるかわからんが、まあ苦しまずに逝きたいとか、そういうことではないことは確かやな」

「そうはいっても、先生の年齢を考えたら、自らの満足死も考えておかんといけないんじゃないですか」

「そうやな。あえて言うなら、今の仕事を最大限楽しむことかな。まあ、往診中にころっと死んでしまえば最高に幸せかもしれん。はて、そんなにうまいこといくやろか」

疋田は笑い、わたしはそうかもしれないと思った。

「満足死の会に登録するとき、要望欄にはなんて書いたんですか」

「書いてません。今は自分の考えている医療が少しでも実現できればありがたいと思っていますが、どうもうまいこといかんようです」

「毎日診察と往診の繰り返しで、何が楽しみですか？」

これといった趣味もなく、学会で地元を離れる以外は旅行らしい旅行もしていないのだ。妻が文句の一つも言いたくなるのは当然だろう。

「医者がいちばん楽しいのは、患者さんに喜んでもらうことです。どうも私に度量がないのか、それができてないのが残念です」

「そんなことないでしょ。森さんも、先生は神様だって言ってたし……」

「それはうわべだけです。思うようにできてないのに、そう言われるとかえって負担になります」

車はさらに奥へと分け入って行く。さすがにここまで来ると、アスファルトが崩れて地肌がむきだしになっていた。路はみるみる狭くなり、やがて引き返すことができない地点までやって来た。助手席の疋田は、

「ああ、この先でも転落したことがあるから気いつけてや」

こちらの不安など眼中にないらしく、平然と言っている。

車は崖のへりを走りながら伊与喜の奥に入って行った。この先に人家などあるのだろうかと訝《いぶか》っていると、三方を山に抱かれるように建てられた古い民家が姿をあらわした。Kさんの家だ。疋田が連絡を入れていたせいか、Kさんは外に出て待ってくれていた。きっと疋田が無事到着するかどうか心配だったのだろうと想像すると、思わず笑ってしまった。


田舎での暮らしを志して全国各地を探し、ここに越して来たのが90年の春。それから3年ほどした秋に、大阪にいた母が入院しましてね。気づいたときは直腸がんの末期で、家族は余命3カ月と告げられました。

母は都会人でしたけど、自然が大好きでした。最期は私たちの家で看取りたい、万が一でも回復してもらいたい、そう思って私は母が入院していた病院の先生に相談しました。そのとき、動かすんだったら今ですよ、と先生に言われたんです。

母に、「緑がいっぱいで空気もきれいし、うちで療養したらいいと思うよ」と言うと、すぐその気になってくれました。「佐賀に、京都から来てホスピス的な対応をしてくださるお医者さんがいる」と言ったことも母を安心させたようです。

疋田先生には前もって連絡してありました。お薬も、できたら漢方でという申し出もすべて了解してくださり、ここへは3月6日にやって来ました。

痛みはありましたが、それほど激しい痛みではなかったようです。ペインコントロールが中心でしたが、痛み止めの座薬だけでなんとかなりました。

ここへやって来たとき、母の目には地の果てのように映ったようです。それでも来た当初は、暖かい日には車いすを押して家の周囲を二人で散歩しますと、「ええとこやなぁ」と喜んでくれ、「人生の4分の3は家族のためやったけど、残りの4分の1はここで畑仕事をしながらのんびり暮らしたい」と言うほど気に入ってくれましてね。

とりわけ、山の中に人知れずけなげに咲いている山椿には感嘆したのか、何度も

「かわいいなぁ」と目を輝かせていました。亡くなったのが4月17日で、41日間ここにいましたが、ほんとに美しい季節に巡り合いましたね。

この家の正面の山には山桜がたくさんあって、わが家はこの村で桜を見るにはいちばんの場所だそうです。二階に寝かせたのですが、窓を開けると山桜が満開でしてね。目が覚めるとうっとりと見つめていました。家の前の小川のせせらぎも聞こえ、そんな季節感を、母は楽しんでいました。そうそう、「ここは世界一の病室だ」と言ってましたね。

ここでは私がビワ温灸《おんきゅう》をやったり、こんにゃく湿布をしたりもしましたが、先生は毎日のように普段着のまま往診に来てくださり、それも関西弁で話されるものですから、母はすごくリラックスできたようです。

生死をば　この地にかけんと　思うかな
よき先生に　めぐり会えてこそ

母は感謝と尊敬をこめて、そう詠んでおります。夫は家の補修や家事等、全面協力してくれましたし、当時小学生だった2人の息子も、学校の帰りに菜の花や土筆《つくし》を摘んで来たり、お手紙ごっこをして母を喜ばせました。

地元の人たちが「これ食べさせてやりや」って野菜を持って来てくださいました。でも、どの人も日焼けして同じような野良仕事の恰好《かっこう》をしておられるせいか、「だれがだれや区別がつかへん」と思い出すのに苦労していましたが、大地とともに働き、老いていく人間の美しさをはっきり認識していたのは、やはり母らしいと思います。

母は空や、雲や、星を観察するのが好きでした。女学校のとき気象天文部にいたからでしょうか。地質学が好きで、土佐には四万十帯という太古の地層が眠っていると本で読んでから、死期が迫ると「私は四万十帯と、はるかなる宇宙とひとつになるんや」という想いを強くしていったようです。

それからしばらくして、桜が満開の季節に、文字どおり母は、花が散るように逝きました。いちばんいい季節に、いちばんいい景色を観ながら逝ったのですから、幸せだったといえるのではないでしょうか。

なによりも、母は死に至るまでに心の整理をつけて逝きました。満足するとは、心の整理がついて、心が感謝で満ち、安らかであることだと思うのです。死んでいくことを受け容れながら、日々生きていることの喜び、愛する者とともにいられる喜び、おいしく食べられることの喜びを全身で感じていたようです。また私たちにも生と死を考えるきっかけを与えてくれました。余命3カ月と言われていたのに、わずか41日と短かったけど、母には貴重で有意義な日々だったと思うのです。

亡くなったのち、母のかねてよりの願いだった世界一周の旅に出立すべく、知人の僧にお願いし、足摺岬《あしずり》でお骨を少し黒潮に流す儀式をしていただきました。

老人下宿

「ちょっと待っててくれんか。すぐすむやろ」

疋田は言い終わるなりそそくさと診療所から出て行った。行き先は診療所のすぐそばにある「こぶし」という介護施設である。現在はデイサービスが中心だが、「治療に通うのが困難な独居老人や夫婦だけの高齢者で、ヘルパーの協力があればある程度生活できる人が一時的に寝泊まりできる」（旧佐賀町役場職員）部屋もあって重宝されていた。ベッド数は8床で、この日は5人が入所していた。この5人の健康診断をするという。

「こぶし」といえば、かつて疋田はこんな話をしてくれたことがあった。

90年ごろ、疋田はある学会で『老人下宿』の必要性を訴えた。『広域総合病院構想』を広めていたころで、在宅療養をすすめても、さまざまな事情でどうしても介護を受けられない人がいたのだ。たとえば、家族全員が働きに出て、家にひとり残された老人もそうだ。このあたりは出稼ぎが多いから切実だっただろう。もちろん介護保険ができてからヘルパーを派遣できるようになったし、疋田も往診するのだから独居も可能だが、遠く離れた家族は気が気でないし、本人も不安になる。そういう老人が一時的に「下宿」でき、そのうえ医療も受けられる施設は、これからの高齢化社会には必要になるはずだと考え、宅老所*とグループホームを合わせたような施設を発表した。

疋田がイメージしたのは、木造平屋建てで、中心に中庭を配置し、家族や近所の人たちがいつでも訪ねて来られるオープン施設だった。木造にしたのは、できるだけ住民の家に近いものと考えたからだ。近くの源泉から温泉を引くことも考えたが、湯量が少ないために、これは断念せざるを得なかった。ただオープン施設なら、訪ねて来た家族や友人たちと茶飲み話をしながら、おりふし疋田に往診してもらうことも可能だ。老人が寝込むようになったとき、そのまま放置すれば寝たきりになるが、人が訪ねて来るだけで元気を取り戻した例は数えきれないほどある。疋田はそういう施設をつくりたいと考え、これを『老人下宿』と呼んだ。

『老人下宿』を提案したのは、高齢化がすすめば地域全体が老人ホームになり、高齢者が高齢者を介護するようになる。そのためには地域が要介護者を支援できるようにすべきだ、という考えからだった。『老人下宿』なら地域の住民も来やすい。この発想は、のちに述べる老々介護やケア完備集落構想につながるものだった。

このアイデアに賛同したひとりが久保田勇だった。

「先生が400万円ほどで土地を買うて、それを町に寄付して建物を建ててもらう計画やったんです。地元の7集落はみな協力することになっておったんですが……」

山林の所有者が建物に使う木材を寄付する話もすすんでいた。

ところが疋田の話を聞いた友人の医師らが厚生省の役人に話をすると、あれよあれよという間に補助金がついてしまった。厚生省からトップダウンで降りてきたため高知県は驚き、佐賀の役場は寝耳に水の話に上を下への大騒ぎになった。結局、役場の主導で進行していくのだが、疋田の構想はまったく考慮されず、総費用4億円で鉄筋二階建て

＊宅老所：小規模のデイサービスを提供する老人施設。これを制度化したのが小規模多機能型居宅介護。

の立派な建物ができあがった。これが悪いというのではないが、結局、どこにでもあるような介護施設ができただけだった。


疋田が戻って来ると、「さあ、Nさんとこへ行こか」と言った。

「ええ、でもNさんには断られたんじゃないんですか」

「そうや、でも会うだけ会うてみようや」

Nというのは、2000年2月初旬に胃がんが発見され、一時は入院したが、自宅に戻り、がん発見から3カ月後の4月末、38歳の若さで亡くなった男性である。主に世話をしたのが姉だったが、緻密でかいがいしく、その献身的な介護に、疋田は思わず「これこそ家族でしかできない介護だ」と目を瞠った。

Nの父親は取材を受けるという返事だったが、結局、姉のほうから思い出すのが辛いと断ってきた。それだけ家族の絆が強かったのだろう。

Nの家は国道沿いにあった。入り口の前で座り込んでいた父親に疋田は声をかけたが、ただ「申し訳ない」と言うばかりで、結局、たずねるきっかけを失ってしまった。

末期がんで水も飲めなくなって

Nは盲腸の手術以外、とくに病気らしい病気をしたことがなかったのに、突然胃がムカムカするというので、となり町の病院で検査することになった。このとき、進行胃がんの分類である「ボールマンⅣ型」*と診断された。すでにボール大の腫瘤《しゅりゅう》が胃にできていて、末期の状態だった。余命1カ月。手術で胃の全摘も検討されたが、すでにがんは全身に転移していて処置のしようがなかった。とりあえず入院して対症療法をつづけたが、実際は治る見込みのない治療だった。

入院した病院は終末期の患者の対応に不慣れだったらしく、Nを一般の患者同様にあつかった。Nは自由気ままな性格だったから、何かと拘束される病院生活に嫌気がさし、入院中はしょっちゅう看護師と衝突していた。

1カ月ほど入院したころ、家族が高知市内の病院で検査したほうがいいとすすめ、3

＊ボールマンⅣ型：進行胃がんの形態を肉眼でⅠ型からⅣ型に分類したのがボールマン分類。ドイツの病理学者、R・ボールマンが一九〇一年に提唱した。Ⅳ型は粘膜内に深く浸潤しているスキルス胃がんのことで予後が悪い。

月初旬に転院した。外科の医師も診断したが、手術はできない状態だった。ボール状のがん組織はさらに大きくなって、食べ物が口にはいらなくなってきた。治療もできず、ただモルヒネと栄養剤の点滴だけだった。

10日ほど入院したが、ここでも看護師と衝突を繰り返し、病院側も困り果てた。

家族は、どうせ治療できないのなら退院させたいと申し出、病院側は疋田に退院後の治療を引き受けてくれないかと打診した。疋田が了承すると、さっそく退院した。

このときはまだ意識も明瞭で、少しは動くこともできた。魚釣りが好きで、高知から佐賀の実家に戻る途中で、元気になったら釣りに行こうと思っていた海岸に立ち寄り、下見までしたという。

家は四畳半ほどの間と三畳の二間しかなく、Nは三畳のほうに寝かされた。

疋田は翌日往診したが、高知の病院と同じで、できることは疼痛《とうつう》のコントロールと、点滴で栄養剤を入れることだけだった。

疋田は患者の自己決定権を優先し、できるだけ患者の希望に応えることにした。

退院したころは自分で立ってトイレに行けたが、やがて立ち上がることもできなくなった。痛みは完璧には抑えられなかったが、苦しむほどのものではなかった。やがてがん細胞が胃の中いっぱいに広がり、水も飲めなくなった。口から入れるものはわずかな水でも受けつけず、飲ませる角度や量を少しでもちがえただけで吐き出した。

通常、看護師は時間と量を決めて口に入れるが、Nの場合はそういうマニュアルはまったく役に立たなかった。そのうえ元気なころはペットボトルで飲むのが習慣だったらしく、病人がつかう寝呑《ねの》みを嫌がって飲もうとしなかった。

疋田が驚いたのは、看護師でもない姉が、これをじつにうまく飲ませたことである。Nの希望でペットボトルに4分の1ほど水を入れ、少しずつボトルを傾けながら、むせることもなく飲ませたのだ。気の合う姉弟ならではの介護だった。

姉は嫁いでいたにもかかわらず、Nの介護のために毎日通った。Nもこの姉が介護するときは安心しきっていた。

当時、この姉には小学生ぐらいの娘がいて、Nはわが子のようにかわいがった。娘は、母親が「だめよ、静かにしてなくちゃ」と言うのもきかず、Nの布団に潜りこんでは遊んだ。そんなときのNは、定期的に訪れる疼痛も忘れ、顔をゆるませながらこの姪を見つめていた。

家族の介護に安らいだ

Nはやがてがん性腹膜炎から腹水がたまり、そのうえ腸閉塞をおこした。腸内にガスが膨満し、Nは苦しそうに顔を歪めた。胃の内容物を戻すことがあり、そこへ痛みが伴えばさすがに不安になるのだろう。この時分、疋田や松岡看護師はたびたび夜間に呼び出された。子供の発熱などで呼ばれることはあるが、Nのようにがん患者から夜間に呼ばれることはあまりなかったから異例だったのだろう。

痛みが消えないとき、松岡はNにやさしく話しかけた。そして背中を撫でてやった。それだけでいつの間にか眠りに落ちていることがあったという。大きな病院では決して得られない看護だ。

Nはよほど病院が嫌いだったらしく、

「病院にはもう行きたくない」とよく言った。

松岡は「でも、病院だと痛いときはすぐお医者さんが来てくれるわよ。病院のほうが楽じゃない？」とたずねると、

「いや、このままでいい。あんなとこは行きたくない」と強い拒絶反応を示した。

「大きな病院には患者さんを管理するシステムがあって患者さんが思いどおりにならないことがありますから、Nさんにはそれが苦痛だったんでしょう。だから、Nさんは家で家族に看てもらって、気持ちの上で安らいだと思うんです」と松岡は言う。

病院ではあれほど気むずかしく、わがままの言い放題だったNは、家に帰って姉たちの介護を受けるようになると、文句ひとつ言うことはなかった。

昔から口数の少ない患者だったが、気分がいいときは、松岡を相手に話し込むこともあった。Nの唯一の趣味は釣りだった。車を持っていなかったから、自転車で山越えをして10キロ先の「鈴」の海岸まで行ったことや、家の前を流れる川でうなぎをとった話を、まるで子供に戻ったかのような表情で訥々と語った。とりわけ釣った魚の話をするときは、じつに嬉しそうだった。そしてできることなら、もう一度海を見たいと、絞るような声で松岡に言った。

松岡は、Nの希望をかなえてやるために、体調のいいときを選んで海に連れて行ってやろうと時機をうかがったが、結局、行けずに終わってしまった。そのことがずっと心残りで、今も後悔の念にかられることがあるという。

Nが自宅で療養していたのは、暖かい春のさかりだった。

父親は普段から近所づきあいのいいほうではなかったが、息子のNは頼まれるまま屋根の修理をしたりしていたらしく、彼が闘病していると聞いた近所の人たちは、春野菜や果物を持って見舞いにやって来た。

Nは入院する直前までビニールハウスの設営を手伝っていて、そこでとれたというイチゴを農家の人が持って来たときは、自分が育てたように喜んだ。

か細い声ながら家族と心ゆくまで語り合い、姉たちには「ありがとう」と、喉の奥からかすかに漏れてくるような声で言った。そして4月30日、それほど苦しむこともなく、家族全員に看取られながら逝った。

疋田は、「できなかったことで残念なのは、外出散歩、洗髪、魚釣りの三つ」とカルテに記入した。そして「在宅がよかったのか、病院がよかったのか」と自らに問うた。たしかにNの希望をすべて満たしてやれなかった。しかし、病院に入院するよりも、在宅療養で得られたもののほうがはるかに大きかったのではないか――。

「家族の看護は、技術的な面では低いが、精神的心理的な面では病院の看護よりもはるかにまさっていたのではないか。そのことを本人も喜び、余命1カ月が3カ月も生き延びたんやから、在宅でよかったんじゃないでしょうか」

と疋田は言い「Nさんの死は満足死だと思います」と目を潤ませた。

在宅療養は理想か

ここで紹介した3人は、真っ白な病室よりも、あえて自宅で死を迎えることを選んだ方たちだ。自宅のベッドで、あるいは布団の上で、どんな物語を描いたのだろうか。

すでに述べたように、病院で認知症様の症状があらわれた患者が、自宅に戻った途端に症状が消えたり、余命1カ月と言われた患者が、自宅で家族に介護されながら3カ月も4カ月も生き延びたりする例は枚挙にいとまがない。病院とくらべたらはるかに不衛生なはずなのに、人間の生命力とは、じつに不思議なものだ。考えてみれば、病棟は他人の世界であり、患者は肩身の狭い思いをしなければならず自由はない。一方の自宅は自分の世界であって、そこの王様でもあるのだから気分もちがってくるのだろう。

では在宅で死を迎えれば、すべて満足な死を得られるかといえば、そうとは言い切れないケースもある。たとえば、「満足死の会」のリビング・ウイルの要望欄に、「ビールを飲みながら死にたい」と書いた72歳の男性の例をあげる。

戦前に肋膜炎《ろくまくえん》を患い、元気な時分から「どうせ俺は肺で死ぬのや」と公言していた。

70歳をすぎて閉塞性の肺疾患になり、入院をすすめると、「入院したらビールが飲めんようになる」と固持し、自宅で酸素吸入をしながら、毎日ビールを飲んでいた。

ところがある日、痰をからませ、家族からの電話で疋田があわてて向かったが、着いたときはすでに心臓が止まっていた。

家族から、「先生、こんなことやったら入院させとけばよかった」と泣かれ、疋田は返す言葉がなかった。在宅ならなんでもいいというわけではない。治療を受けたら治る可能性が高いのに、それをあきらめて在宅を選ぶと治らないこともある。

末期のがん患者のように余命が切られているなら別だが、自宅には病人を癒す環境があっても、急変したときに対応できない不安が常につきまとう。また、1カ月以内の介護ならできても、寝たきりの状態がそれ以上つづくようだと、家族の介護疲れから患者のQOLも低下したり、人間関係がとげとげしくなったりと、さまざまな問題があらわれ、ときには家族を崩壊させることもある。

一般的に在宅療養がいいのは、

①積極的に介護する人がいる。

②充分な医療支援がある。
③ホームヘルパーの訪問や移動入浴サービスなど福祉支援がある。
といった条件がそろったときだとされている。

ところが、核家族化が広がり、あるいは個人生活を優先して介護に積極的な人が少なくなり、①の条件があてはまらなくなってきた。

厚労省は膨らむ一方の医療費や介護費を抑制しようと入院日数や在宅医療を推進しているが、かといって在宅死は目立って増えてはいない。ここ20年は12％台に張り付いたままで、相変わらず病院を含めた施設死が高止まりしている。そこで厚労省は、膨らむ一方の医療費を抑制しようと、入院日数の短縮や在宅医療の推進を打ち出したのだが、これがさまざまな混乱を招いているといわれる。施設から放り出されて困るのは老人だけではない。少子化の現在、もっとも困るのは、仕事を辞めてまで在宅で世話をしなければならない壮年層だろう。

かつて在宅で介護できたのは息子の嫁が同居していたからだ。森小夜子のような嫁でなくても、家父長下では義父母の介護をするのは嫁の義務のようにいわれてきた時代がつづいた。嫁にとって嫌な舅姑なら介護地獄である。ところが、個を主張する時代になると嫁たちの反乱が起こる。やがて嫁に代わって介護保険ができるとヘルパーがやって来たが、時間が小刻みだから充分な介護を受けられない。結局、家族に迷惑をかけるだけだというわけで、年寄りは子供夫婦への配慮から、自ら選んで施設に入居する人が増えた。自分の都合より息子夫婦の都合を優先したのである。


わたしはKさんの話を聞いた帰り、川沿いに車を止めて疋田にたずねた。

「このあたりは独居の老人はいないのですか？」

「ん？　いないどころか、増えていますよ。子供は都会に出たら帰って来んし、夫婦のどっちかが死んだら独居になります」

「独居の老人には森小夜子さんのような嫁もKさんのような娘もいません。最後まで自宅で過ごすのは無理ではないですか？」

「それはあんたの思い込みです。高齢者の家族構成はいろいろですが、独居老人はいちばん元気です。養うてくれる子供がおらんから仕事もするし、何もかも自分で全部やらんといかん。このあたりでも90歳で畑仕事をしている人はいくらでもいます」

「90歳で、ですか？」

「そうです。年とって働いている人は、寝たきりになっても期間はそんなに長くありません。亡くなったときは、あんなに元気やったのにと驚かれることが多いです」

「子供夫婦と同居するのはよくないのですか？」

「よくないとは言いませんが、どうしても子供夫婦に遠慮します。外へ遊びに行きたくても、度々となると出にくくなります。ほんとは家にいたいのに、施設がいいというのは子供夫婦に遠慮しているからで、独居なら、たとえわがままと言われても遠慮せんと思ったことを通せます。森小夜子さんやKさんみたいな嫁や娘は、今では珍しいんです。普通はあんなことはできません」

「でもひとりなら病気になったときは困るでしょう？」

「本人が覚悟すればなんとかなります。看護師も私も往診するし、ヘルパーも行くんやから、そんなに困らんでしょ。その人の性格にもよりますが、嫌々ながら介護してくれる家族に遠慮するより、ひとりのほうが気楽とちがうか？」

「森さんの義母のように近所の人たちが遊びに来てくれたら楽しいでしょうが、都会のように近所づきあいがないと辛いでしょうね」

「このへんも海に近い佐賀（地区）の若い世代はそうなっています。そう生きてきたんやから、それは覚悟するしかないやろな」

さて、「ビールを飲みながら死にたい」と書いた男性の死から1年後のことである。遺族が突然、疋田を訪ねて来てこう言った。

「先生、やっぱり好きなビールも飲んで死ねたき、あれは満足やったと思います。あのときはお世話になって、本当にありがとうございました」

第六章

ケア完備の町づくり

となり村から村長がやって来た

佐賀から四国山中に分け入ると、嘘のように人の気配が絶えてしまう。見渡すかぎりの杣山《そまやま》である。急峻な山々が幾重にも重なるなかを、予土線に沿って走ること1時間半、ようやく旧西土佐村（現在は四万十市で、以下「西土佐」）の集落が見えてきた。そのまま絵葉書にしたいような村だ。

ここは空が手にとるように近い。村の平地を全部あわせても、村を貫流する四万十川の川面よりも狭いといわれ、家並みは川に沿って線状に連なる。

２００５年に四万十市と合併する前の人口は約３８００人、佐賀とあまり変わらないが、ここは海に面しておらず、また幹線道路もなく、典型的な陸の孤島である。かつて地元の新聞に「コウノトリが飛んでこない村」と書かれるほどの過疎地だった。子供が生まれない村という意味である。診療所や小中学校は山の中腹にあり、見下ろせば、まるで天空に浮かんでいるようだった。

１９７７年の春、この西土佐から、村長の中平幹運《よしかず》が村議を7、8名引き連れて佐賀にやって来た。目的は拳ノ川診療所を視察し、疋田に面談することだった。

西土佐にも診療所はあったが、少し重い病気になると、県境を越えて愛媛県の宇和島まで出なければならなかった。住民は病気に対する不安を常にかかえていたせいか、ちょっとした病気でも宇和島に出たから医療費が増加の一方だった。地勢を変えられないなら、医療体制を変えるしかない。村長はそう思い、当時、四国で話題になっていた疋田の予防医学を学ぼうとやって来たのだ。とりわけ村長が関心を示したのが『広域総合病院構想』だった。

村長は疋田の予防医学に感動し、西土佐に戻ると、それを実践してくれる医者探しに奔走した。やがて秋田県由利郡の由利組合総合病院上郷《かみごう》診療所の所長をしていた宮原伸二医師に白羽の矢を立てた。宮原は、76年に秋田県農村医学会賞を、80年には保健衛生の分野でもっとも権威があるといわれた保健文化賞団体部門を受賞していて、地域医療には先覚的な医師だった。

84年夏、宮原は医療改革に情熱を傾ける村長に惹《ひ》かれ、西土佐に赴任する。

リッチになれば健康になる

地域医療における宮原の考え方は、

「たとえ障害者になっても、自分が生きたいように生きてほしい。誰でも死ぬ前は障害者になる。そうなっても日々を明るく、有意義に生きることができればいい。そのためにはみんなで支えあい、障害を認めあうような村にしたい」

そういえば芷田も、「みんな死ぬ前は障害者になる」と言っていた。老人を施設に隔離することは、障害者を施設に隔離するのと同じ発想なのだと。一人ひとりにそうした認識が生まれたら、障害者も高齢者もずいぶん住みやすい社会になるだろう。

ここで宮原は、芷田とはまたちがった予防医学を精力的に実践した。そのひとつが3歳からの血液検査だ。基本は貧血とコレステロールだが、子供の頃から健康に関心を持たせ、教育することに狙いがあった。

そのほかにも胃がん検診ではレントゲンではなく胃カメラを導入したり、循環器にターゲットを絞った「ひまわり検診」や人間ドックも実施した。

また、85年に新築された診療所には、宇和島まで行って入院せずにすむように、個室の病室をつくった。畳も敷けるようにしたから、住民は自宅にいるようだと喜んだ。そのうえ面会時間に制約がなく、鍋釜の持ち込みも火の始末さえすれば自由だったたから、自宅にいるのも同然だった。芷田は自宅を病室にしたが、宮原は診療所の病室を自宅にしたのだ。

遠くの病院は嫌だと言う人も、村内の診療所なら、窓から見慣れた景色が飛び込んでくると言って喜んだ。そのうえ医療設備が整い、自宅に近く、村民なら医師の裁量で無料になるから、西土佐では診療所で亡くなる人が28・5％も占めた。在宅死の31・3％を合わせると、約6割が村内死である。

ちなみに拳ノ川診療所には最低限の医療機器しか備えていないが、西土佐の診療所は中規模病院程度の設備があった。

なによりもユニークだったのは、宮原が、一見して予防医学には直接関係のないことに力を入れたことだろう。健康づくりとして、農薬を減らすために村で堆肥工場をつくって無料で堆肥を配ったり、村の森を守る運動をはじめたり「健康づくりのコツは野菜づくりから」と、高齢者に野菜づくりをすすめたことだ。

西土佐も耕作地は少ないが、それでも山の中腹などあちこちに小さな空き地がある。ここを利用して露地野菜を奨励した。とれた野菜はすべて農協が買い取った。野菜は季節によって値下がりすることもあるが、村と農協が1億円を出資し、それを基金に最低保証額を決めて買い取ったから売り手は損をしない。そのうえ一品でも集荷したから、年寄りたちは昔取った杵柄《きねづか》とばかりに競って野菜づくりに励んだ。たとえ年に数万円でも、田舎の高齢者には大きな額だ。皆が夢中になるものだから、わずか5年で7億円産業になったという。

「シシトウなんか、80をすぎた老人が夜中までかかって箱詰めするんです。それでも翌日診療所に来たらぴんとしてる。生産ってあんなに老人を元気にするとは思いませんでした。これが活発になると、診療所に来る患者さんが減っていったんです。秋田で13年間やった経験から、村がリッチになって食生活がよくなれば、病気が減って健康になるとわかっていたからです。僕はこれも医療だと思っているんです」

もうひとつの特色は、約30の集落ごとに保健推進委員会を置き、自主活動にまかせたことだ。どこの自治体にも保健推進委員会はあるが、ほとんどが行政の下働き程度の活動しかしていない。そこで自分たちの地域の特性を生かした健康福祉活動案を、住民たちにつくらせたのである。健康はつくられるのではなく、自分たちがつくるんだということを認識させるためだった。

そのために宮原は、1地区につき年3回総計で90回、彼らの会合に出席した。ただ集まって話し合うだけではなく、彼らに村の実態調査をさせた。調査をすれば問題が浮かびあがる。女性の90％が肩こりや腰痛で悩んでいるとわかったのもこの調査で、その成果をふまえて第三日曜日を農休日に定めた。

住民の勉強会は年間260回にも及び、他所から来た者には「保健漬けの村」に見えたというが、成果は確実に上がっていった。

たとえば在宅寝たきり老人の減少である。宮原がやって来た翌85年には、一日中ベッドで過ごし、排泄や食事も介助を必要とする完全寝たきり老人が22人いた。それが5年後の90年に2人まで減ったのだ。同じようにベッドでの生活が主体でも、車イスに移乗できる寝たきり老人は、31人から18人まで減少している。

とりわけ、医療費の低下には驚くべきものがあった。

もともと西土佐の一人あたりの医療費は、高知県の平均よりも低かったが、それでも年々増加の一途を辿っていた。ところが、宮原が赴任してから3年後の87年から低下しはじめたのだ。

87年に一人あたりの医療費が48・1万円だったのが89年に41・8万円と、2年で6・4％減らした。これは高知県平均の56％、全国平均の70％である。ちなみに〈保険者別一人当たり療養諸費費用額〉は、高知県53市町村（２００３年）で西土佐は52位、佐賀は49位と、いずれも最下位に近い。

もちろん西土佐でも国保料を引き下げた。一度目は90年。このときは独断で引き下げたために佐賀と同じように補助金をカットされた。佐賀はこれに反発して国保料を据え置いたが、西土佐は92年に厚生省と相談し、再度下げた。これも全国的にはきわめて異例である。

宮原によると、「医療費が下がったのは、必ずしも病気が減ったからではない。宇和島まで出かけて行って医者のはしごをしなくなったかわりに、入院も診察も地元の診療所を利用してくれたこと、薬をあまり使わなくなったことなどが数字にあらわれたのです」と言う。しかし間違いなく住民が健康になったとはいえるだろう。

のちに宮原は西土佐を離れると、こうした体験を生かして岡山で理想的な老人ホームを目指すＮＰＯ法人・総合ケア「シーザル」を設立している。

無視された保健文化賞受賞

高知県の一人当たりの医療費は現在も全国でトップだ。後期高齢者の医療費も福岡県に次いで2位と高位である。人口10万人あたりの病床数は２５００（２０１９年）をこえて全国1位、一日の外来患者もトップと、なぜか高知県は病人が非常に多い。

こうしたなかで、佐賀が西土佐と並んで国保料を下げたことの意味は大きかった。そこには疋田や宮原の予防医学への取り組みがあったことは言うまでもないが、佐賀と西土佐に微妙なちがいがあることに気がつく。

佐賀が国保料を下げたのが89年。疋田が佐賀に赴任したのが72年だから、赴任から18年目のことである。ところが疋田の予防医学に触発され、同じように予防医学に取り組んだ後発組の西土佐は、宮原の赴任から7年目に下げている。この差はどこにあるのだろうか。

１９９６年、疋田は〈満足死する医療の実践〉で保健文化賞の個人部門を受賞した。保健衛生の活動や研究ですぐれた業績を上げた団体や個人に与えられる賞で、戦後間もない１９５０年に第一生命が創設し、創設以来厚労省や朝日新聞、ＮＨＫなどが後援している。一民間の賞でありながら天皇皇后に拝謁できる栄誉ある賞である。

通常、保健文化賞を受賞したら、地域はもちろん関係機関が諸手《もろて》を挙げて祝う。宮原が受賞したときもそうだ。「受賞でもらった２５０万円は記念樹を植えて、あとはみな飲んじゃいました」というから、飲めや歌えやのどんちゃん騒ぎだったようだ。

ところが疋田の場合、佐賀が保健文化賞の重みを知らなかったのか、町長も町議も疋田の受賞を無視した。地元住民によれば、「役場と先生はいっつも衝突して、先生は役場から嫌われておった」というから、この反動かもしれない。

役場のある課長はこれを憂え、地元の区長らに「佐賀の恥やき、なんとかせんといけんよ」とけしかけ、有志主催で祝賀会を開催することになった。さすがに祝賀会が決まると町長も含めて100人以上が集まったが、こういう賞にはめずらしく町主催でなく「住民主催の祝賀会でした」とある職員は言う。

それなのに疋田は、賞金の250万円を全額町に寄付してしまった。これには住民も「あんだけ嫌われとるのに、なんでかいのう」と首をかしげたという。

疋田は保健文化賞以外にも、医療功労賞や若月賞を受賞しているが、これらの賞金はすべて町に寄付している。元区長の久保田勇によれば「先生はもろうた賞金にいくらか足して町に寄付していますから、1000万以上の金額になっています」というから、疋田の地元に対する思い入れは半端ではない。

ちなみに、この寄付金は町の健康づくりに活かしたいという疋田の希望で、少年スポーツの奨励や臨床保健師を養成する基金としてつかわれたという。

住民の請願運動

１９８６年、疋田は65歳になったということで定年退職することになった。宮原によれば「大学の先生でも70歳まで無条件で働けます。開業医なら80歳まで月給を下げずに働けるのです」というから、24時間地域医療にたずさわってきた医師が65歳で定年というのはかなり異常である。

ある町議の話によれば「町長は、疋田先生に払う年俸なら２人雇えると口ぐせのように言っていた」というから、定年は辞めさせる口実だったのだろう。疋田も定年退職では反論できず、瀬戸内海のある小島に転職を考えた。それを聞いた地元は大騒ぎになった。前出の久保田勇によれば、

「そりゃ、若い先生が来たら、最新医学については疋田先生より上かもしれんけど、５時に帰ってしまう先生やったらどうするやおね。往診もしてくれん先生やったらいらんあね。やっぱり疋田先生みたいに、夜中でも往診してくれる先生におってもろたほうがええ」

という声が町に満ち、「疋田先生を辞めさせないでほしいという請願書」を出すために署名運動がはじまった。こうした署名運動は全国的にもあまり例がない。もちろん一枚岩ではないから疋田を批判する人もいたが、町外から署名してくれた人も含め、疋田が担当する地区の住民よりも多い2000名をこえる署名が集まった。このうちから町内だけに絞り、1554名の署名を添えて請願書を提出したと久保田は言う。

さすがにこれだけ集まると町も拒否できず、疋田の年俸を大幅に下げることを条件に再雇用する。

「僻地の医者は、夜中の1時だろうが2時だろうが、いつ呼び出されてもいいように酒の量はわきまえ、出かけるときは行き先まで知らせておかなければいけない。大病院の医者とはぜんぜんちがいます」と宮原が言うように、拘束される度合いは都会の医師の比ではなく、年俸が下げられることはまずない。だから、これだけの仕打ちをされたら普通は辞めるが、疋田は町が示した条件を甘んじて受け容れた。

条件云々というより、疋田は佐賀を終《つい》の棲家《すみか》にしたかったのだろう。

それにしても、住民から請願書を出してもらうほど好かれながら、反対に行政からはよくぞここまで嫌われたものだ。

疋田は満足死の条件として、死を迎えた本人の満足、家族の満足、そして医療側の満足をあげたが、実は4番目の条件として行政の満足を加えている。たしかに公衆衛生や福祉面を充実させるには行政の協力は欠かせないが、わたしにはなぜ行政の満足まで求めるのか不思議だった。

往診を終えたある日、診療所に戻った疋田にたずねた。「行政の満足まで、なぜ求めるのですか?」と。すると疋田はいつものようにしばらく目をつむった。

「自分でも困ったからです。たとえば、夜中に患者さんのおむつを一回替えてほしいと思ったのに、ヘルパーを切られると、それがベストやと思ててもできません。行政が協力してくれてこそできるんです」

「しかし、医者がそこまで求めるでしょうか?」

「私は結核の患者さんを診てきたんです。当時は結核の治療法がないから生活が大事です。これは福祉ですよ。つまり医療と福祉がひとつでないと結核の治療はできんです。これを予防しようとしたら保健がないとできません。ヨーロッパでは保健、医療、福祉はひとつのものという考えでしたが、日本はそれをわけたんです」

「わけたら困るのですか？」

「困るというより、ひとつでないといかんということです。ひとりの人間を診るのに、福祉に主体をおく医療と、保健に主体をおく医療があるわけで、保健と福祉をわけることはあり得んのとちがいますか」

「たとえばどんなケースがありますか？」

「単純でわかりやすいのは、病気の原因が貧乏で飯が食えんというケースです。これは福祉でカバーすれば治るやないですか。それを保健でやっても意味がないです。糖尿病は生活を変えんと、薬だけでは治りません。とすれば保健が大事です。保健と福祉と医療が連携せんと本当の包括的医療はできんということです」

「それが広域病院構想につながったのですか」

「そうです。それで保健文化賞をもろたんです」

「それなのに行政が関わらないということですか？」

「ぜんぜん。行政はタッチしませんでした。今は地域包括ケア*というシステムがありますが、これは保健医療と福祉の合体ですね。ところが、当時はそういう考えがないから、私が口酸っぱく言っても無視されたんです」

実は、医療と福祉を分けたことが、今、日本の制度が大きな壁にぶつかっている。たとえば認知症といわれた高齢者の中には、正常な加齢によるものが少なくない。ところが、今の制度では、医師が認知症と認定しないと介護保険が使えないのである。医療と福祉が一緒なら加齢による障害のある高齢者は福祉でケアすればいいのだが、そうするには現在のシステムを根本的に変える必要があるのだ。

行政が協力すればもっと医療費を下げられた

疋田は土曜日の夜も日曜日も診療所を開けている。これに行政が協力すれば、職員の時間外労働が増えるということで、町としてまったく協力していない。つまり、この時間の診療活動は疋田のボランティアなのである。

もっとも行政の協力が得られないのは疋田にも責任がある。昔から「突拍子もない考え方」をしながら、役場の職員に理解してもらう努力をしないこともそのひとつだ。職

＊地域包括ケア：重度な要介護状態となっても住み慣れた地域で自分らしい暮らしを人生の最後まで続けることができるよう、住まい・医療・介護・予防・生活支援が一体的に提供されること（厚労省の解説）

員から「説明不足」という声は何度も聞いた。

あるいは「理想が高くて現実とギャップがありすぎる。住民主導型の医療といっても、住民の意識がそこまで達していないのに、どうしたらいいの？」と困惑する役場職員もいた。こういう田舎で酒が飲めないというのもマイナスだろう。「もうちょっとうまくやればいいのに、疋田さんみたいなどんくさい生き方は珍しいですよ」と宮原も言う。たしかに疋田ほど愚直な生き方をしてきた医師はいない。でも、筋を通すという意味ではこれほどわかりやすい人はいないだろう。

疋田の人間的欠点を挙げれば枚挙にいとまがないが、だからといって満足死の価値が低下するわけではない。むしろ、世界に誇っていい思想だと思う。

それにしても、住民に無条件で奉仕をつづける地域の医師に、これほど非協力的な自治体も珍しい。まさしく疋田は、孤軍奮闘で満足死を広めてきたのである。

さて、先に挙げた西土佐との差である。予防医学や公衆衛生は、行政の協力があってこそ、その効果を発揮できる。首長、医療福祉関係者、住民の三者がやる気になったとき、初めてうまくいくものだ。

予防医学を取り入れるため、西土佐は村長が自ら率先して宮原を呼んだが、佐賀が疋田に期待したのは、たんに臓器を診る医師としての仕事だった。疋田はその期待を裏切り、佐賀役場はそれに反発したという構図だろう。

西土佐の2・5倍の時間がかかったが、ほとんどひとりで国保料を下げたのだから驚きである。疋田が担当するのは佐賀の半分だ。首長が疋田の提案を取り入れ、町全体に広げていたらもっと下げられたはずである。

疋田の医療がいかにすすんでいたか。たとえば佐賀の元役場職員の小谷節子は「禁煙も70年代からいわれたもんだから、住民は猛反発しました。昔はツベルクリンで擬陽性の人はＢＣＧをしないことになっていたのに、先生は勝手にするもんやから、いつも職員と喧嘩です。でものち（２００５年）になって厚労省がそう指導してますよね。先生のやることは早すぎたんです」と言う。井の中の蛙でありつづけた佐賀の役人には理解できなかったのだろう。

疋田と長年一緒に働いてきた看護師の松岡桂子も、こんな体験をしている。

「拳ノ川は日本の先端を走っていたと思います。現場にいると実感できませんが、中央の学会に行くとよくわかるんです。偉い先生の講演を聴いていると、なんだ、佐賀ではそんなのはもう10年前からやっているのに、と思ったことがよくありました。ただ先生は、行政とのタイアップができなかったのが欠点です。タイアップできていたら、医療費も介護保険ももっと抑えられていたでしょうね」

都市化する佐賀

佐賀は大きく変わりつつあった。そのひとつは、遅れてやって来た都市化の波である。先にも述べたが、佐賀の市街地は土佐佐賀港を中心に海地区で発展してきた。港のそばにある古い喫茶店で、ある女性を取材していたときである。彼女は、数年前から佐賀の町は都会と同じになったと嘆いた。

最近もこんなことがあったという。ある漁師の息子が結婚することになって二世帯住宅を建てることになった。佐賀地区は人家が密集していて大きな家は少ない。その家もこぢんまりした家だった。二階建てにする予定だったが、嫁は玄関を別にしてほしいと注文をつけた。工務店側は、敷地が限られているから玄関は別にできないと説明したが、嫁はどうしてもと折れず、結局この話は立ち消えになった。その後、息子夫婦は親の家を出てアパートを借りたという。こんな話は稀《まれ》な例ではなく、今世紀に入ってから佐賀の市街地ではごく当たり前になってきたという。

だからといって親が反対したという話もないそうだ。親も、同居を嫌がる息子夫婦と一緒に暮らしても息が詰まるだけで、むしろ別居してくれたほうが気を遣わなくて楽だと思っているのかもしれない。子供に依存しているとそういうわけにはいかないが、独立心旺盛の漁師だからこそともいえる。

かつて疋田は、「独居」→「老夫婦世帯」→「子供夫婦と同居世帯」の順に幸せの度合いは低くなると言った。疋田は幸せのスケールを「健康」にしたが、心理的な面でも同じだろう。親が別居に反対しないのは、子供夫婦と同居することで家族関係がギクシャクして不幸になるのを避けようとしたのだろう。

１９９１年に特別養護老人ホーム「かしま荘」ができたとき、まだ相互扶助の精神が生きていたから、入所者を集めるのにずいぶん苦労した。ところが90年代後半から「病気になったときも安心やし、楽やないか」という気風が生まれ、次第に希望者が増えて町外の入所者を断るようになったという。もちろん老人ホームに入所させたからといって親を大事にしないことではないが、少なくともこの時分から、昔のような家庭の介護力がなくなりつつあるのを疋田は感じていた。２０００年に介護保険制度ができたのは、こうした流れが全国規模になっていたからだろう。

「今の人は、親がちょっとでも悪くなったらショート・ステイに入れるし、家で世話している人はあまりいません。娘の世話になっても、嫁に世話してもらう人はいなくなりました。もう介護保険なしに介護は無理でしょうね」

喫茶店で目の前の女性は言った。今や息子が結婚すると別居するのは普通で、山あり海ありの風景でも、住民の意識は都会とすこしも変わらない、と。

疋田にお願いして、佐賀の近辺にある老人保健施設2カ所に入所している年寄りたちに「あなたはどこで亡くなりたいか」と聞き取り調査をした。

【家で死にたい】56％（61名中34名）
【施設及び病院で死にたい】34％（同21名）
【どこでもいい】10％（同6名）

やはり在宅死を希望する声が多い。ところが、90年代初めに70％を超えていた拳ノ川地区の在宅死は、2000年にはいると20％前後まで落ちていた。希望と現実が、年を経るごとにかけ離れていくのである。その結果どうなるかといえば、

「家で気いつこて、ツンツンされながら世話してもらうより、少々おざなりでも、仕事として世話してもろたほうがまだええがね」（診療所の患者）

と諦めが先になってしまう。

この諦めが「施設及び病院で死にたい」につながっていないだろうか。

在宅死亡率の低下には医療技術の進歩もあずかっているのではないかと疋田は言う。

「昔なら不可能だった手術も、最近では技術の進歩でできるようになったのですが、年寄りのことだから予想に反して急激に悪くなることがあるんです。病態がストンと落ちて重症になると、家族は家に連れて帰ることができませんから、そのまま病院で亡くなるというケースが多いようです」

たとえばある86歳の男性の例である。胃カメラで検査したら、胃にこぶし大のがんが発見された。疋田は、手術は無理だろうと判断し、患者もそのつもりでいた。ところが外科医は手術可能だと判断した。家族は「助かるなら手術をしてほしい」と、患者を説得して手術を受けさせた。胃を全摘して2週間ほどで退院したが、家に戻って数日すると熱が出て再入院。下痢がつづき、食事もとれなくなり、そのまま病院で亡くなった。

もっとも、同じような手術を受けても2年3年と生存期間が延びることもあるから、このあたりの判断はむずかしいという。

たしかにこういう死亡例が増えているのだが、在宅死亡率を減少させている最大の原因は、家庭の介護力の低下にあると疋田は考えている。

子供夫婦が親の介護をしなくなった、とは言わない。しかし親なら、もし自分の子供が介護に消極的ならわかるはずで、それが遠回しに「病院のほうがええ」「子供に迷惑をかけたくない」といった親の返答になるのではないか。介護保険をつかえば、親を介護することが耐えられないほど「迷惑」とは思えないのだが……。自宅での看取りを増やそうと国が旗を振っても、思うように増えていないのは、この「家族に迷惑をかけたくない」という思いが強固だからだ。

子供の介護に期待するな

疋田の往診に同行したとき、彼の携帯が突然鳴った。診療所の看護師から急患の連絡が入ったのだ。急患は弘田マキ子だった。疋田は急遽、弘田家に向かった。

弘田の姉は小児麻痺で、終日寝たきりである。姉といっても60代の後半だ。父親が障害者を施設に入れるべきではないという考えだったから、自ら娘の生理の処置までするほどかいがいしく世話をした。その父親が亡くなり、今は妹のマキ子が世話をしている。疋田は小児麻痺の姉が急変したのかと思ってあわてた。

ところが、案に相違して、姉も妹も元気だった。食事の用意をしているところに、疋田があわてて駆け込んで来たので、驚いたのはむしろ弘田のほうだった。どうも、嘔吐したことを電話で相談したのが、急患と取りちがえられたらしい。疋田はホッとし、弘田もわざわざ駆けつけてくれたことをねぎらった。

弘田は小児麻痺の姉を、人もうらやむほどの世話をつづけている。父親はそれ以上だったようで、疋田はこんなことをたずねた。

「あんたのお父さんが39度の熱を出して、往診したことがあるんです。そのとき、小児麻痺のお姉さんが痙攣《けいれん》を起こしてね。それを見たお父さんは、私に手を合わせて、この子を早く助けてやってくれ、と言うたんです。自分が苦しんでるのにですよ。私はびっくりしましたよ。なんでそんなことができるんやろ？」

たずねられた弘田は、怪訝《けげん》そうな表情で言った。

「親やから当然ちがうの？」

「親やから、か。ほな、あんたはなんで、お姉さんを世話してるの」

「先生、今日はおかしなこと言うなぁ。姉妹やから当然やろ？　ちがうの？」

辺田はニコニコしながら「そうか、そうか」とうなずいていた。

辺田によれば、弘田家のような家族はまだ拳ノ川に何軒かあるという。それだけでも救われるが、海辺の佐賀地区はほぼ絶滅したとも言った。いずれ拳ノ川もそうなる運命なのだろうか。弘田家を辞すと、辺田はわたしにこんなことを言った。

「自分が動けんほど苦しんでいるのに、子供を早よう治してくれ、というのはなかなか言えません。親やから世話するのは当然でも、今の子供たちの口から、親やからという言葉がでてくるかどうか。昔は親子の絆が濃密だったんでしょう。ここには弘田さんのような家があるように、まだ完全に崩れていませんが、日本では各地で親を世話しない人たちが増えています。人間の情というか、親子の関係が希薄になったんです」

辺田はため息をつきながら、こう継いだ。

「（弘田のように）親子やからせんといかんというのは、自分の親が年寄りを世話しているのを見て育っているから言えるんです。そうじゃなくて、金銭的な感覚で育てられてきた人は、（施設に）入れたほうが自分は楽やと考えます」

「病人も、家族に迷惑をかけるから施設がいいと言います」

「そうです。家に帰れば家族が嫌な顔するのを知っているからです。これからは、子供に期待しても介護してもらえんと覚悟したほうがよろしい」

「最初から独居のつもりでいたほうが……」とわたしが言いかけると、疋田は「そうかもしれんなあ」と笑った。

これまで疋田は、自分の健康は自分で守れと、口酸っぱく説いてきた。満足な死を迎えたければ、健康でいるしかない、と。そのためには本音で相談できるかかりつけ医を持てとも言った。現代は情が薄くなった分、自分の健康は自分で守ることがますます必要になっているという。子供が親を世話しない時代がきても、自分が健康でありさえすればなんとかなる、と疋田は言うのである。

「道楽息子でも、親が寝込んで1週間から10日なら全力で介護してくれます。1カ月ならなんとか我慢もしてくれます。しかし半年以上となると、いろいろと問題が出てきます。そんな問題を避けるためには、元気でいるということですよ」

スキンシップの欠落が介護力低下を招いた？

なぜ家族の介護力が低下してきたのだろうか。ひとりっ子が増えて親の面倒を見られなくなったこともたしかだが、果たしてそれだけだろうか。

　在宅がいいのは、これまで身近に接してきた家族に介護してもらえば、精神的にもケアされて心が癒されるからだ。子供が親を介護しないのは、これまで血のつながった親子なら当然と思われてきた絆が、失われつつあるのだろう。

　なぜ介護を放棄する人が増えてきたのだろうか。疋田は、かつて学会で聞いたことがあるというこんな話をはじめた。

「日本がなぜ第二次世界大戦を4年間も戦うことができたのか、終戦と同時にアメリカが15人の専門家を日本に送り込んで調査したそうです。結論から先に言うと、アメリカでは生まれたらすぐに親と切り離して新生児室に入れますが、日本では生まれたときから子供に添い寝して養育しました。それが親子の絆を強くし、ひいては国民の団結につながったのではないかという報告だったようです。ところが戦争に負けた日本は、アメリカのマネをして添い寝や抱っこを捨てたことが親子の関係を希薄にしたんですね。今の状態は戦後60年かかって出てきたんやから、簡単には変わらんでしょう」

「添い寝をさせると親子の絆が強くなるということですか？」

　わたしは驚いて疋田にたずねた。

「泣いている赤ちゃんが、お母さんの足音を聞いただけで泣き止むといいます。子宮にマイクを入れると、外の話し声はぜんぶ聞こえるそうですから、当然赤ちゃんもそれを聞いています。お腹に10カ月いる間、お母さんの心臓の音も含め、そういう情報が赤ちゃんに影響しているんですね。だからアメリカは添い寝を奨励したんでしょう。教育は胎教から、ということです」

「それじゃ、いまの高齢者には間に合わないじゃないですか」

「間に合いません。だから、それを前提にした制度をかたちにしておきたいんです」

これが『ケア完備集落構想』だったことは、のちに知ることになる。


スキンシップの欠如が親子の関係を希薄にしたと提唱したのが、東大名誉教授の小林登（2019年死去）である。

小林は児童虐待の研究で知られるが、彼が初めて虐待を見たのが、1954年にアメリカへ留学したときだった。白人の女性が、ベッドから落ちたと言って赤ちゃんを連れて来たが、アメリカ人医師の指示で全身のレントゲン写真を撮ったら多発骨折がわかった。あきらかに虐待を受けた証拠だった。腹いっぱい食べられる豊かな国で、なぜこう

いうことが起こるのだろうと不思議に思ったが、その後、イギリスへ留学したときに、虐待を研究していた同僚から、

「日本では赤ちゃんをおんぶして育てるというが、本当か？」

とたずねられたので、

「最近は日本も豊かになって、赤ちゃんをおんぶしなくなったよ」

そう答えると、その同僚は「それはまずい、スキンシップがなくなるじゃないか」と嘆いたと小林は言う。

「胎児や新生児のように、言葉が出る前の子供は、感性の情報を大脳辺縁系で理解しています。胎児はリズムやピッチといった曖昧模糊とした感性の情報を、ここで理解しているのです。やがて言葉の意味を理解できるようになると、理性の情報でプログラムを働かせるようになります。つまり前頭葉新皮質で感性の情報をコントロールできるようになるんです」

人間の脳は中心に「は虫類脳」と呼ばれる古い脳があり、ここで呼吸、循環、運動などの生命を維持し、その周辺を本能や情動などをつかさどる「古脳（古皮質）」が覆っていて、大脳辺縁系がこれにあたる。さらにヒトや霊長類は、それを包むように知性や心

のプログラムを持った新皮質を発達させた。この三層構造が互いに影響し合っているのがわれわれの脳である。

「この移行には『優しさの体験』が必要なんですね。『優しさの体験』を積んで、赤ちゃんは、人生は平和なんだ、お母さんはいつも優しくしてくれるんだ、といったベイシックトラスト（基本的信頼）というプログラムをつくるんです。言葉ができると、今度は他人の心を読み取る共感の力とか、心理学でいう『心の理論』をつくりあげますが、その前に基本的な信頼がなければ、心の理論はできないのです」

「心の理論」とは、他者の心を推理し、理解する能力のことである。

「優しさの体験」には、おんぶや抱っこといったスキンシップが基本で、母乳を与えながら見つめ合ったり、やさしく語りかけることが重要だと小林は言った。

胎児の動きを見ると、お母さんの子宮の壁をタッチしたり突いたりしているのもスキンシップなのだろう。生まれた子供がスキンシップを欠くとキレやすくなり、親の虐待も増えるという。もちろんこれだけで人格が決定するほど人間は単純ではないが、子供が親に虐待されたケースを調べると、親子のスキンシップが欠如していることが多いといわれる。

小林教授が日本で初めて幼児虐待を見たのが70年代だった。それから半世紀を経た今、親の幼児虐待事件は日々後を絶たない。虐待を受けた子供が親になり、今度はわが子を虐待しているのではないか。

少年院に収容された少年の7割は虐待を受けた過去があるという。学校で暴力をふるう子供は、家庭で暴力を受けていることが多く、虐待が世代間で連鎖していることも統計上からわかっている。親が子を虐待し、その子が成長して親となり、またその子を……。暴力は暴力を再生産するのである。

赤ちゃんの時代に充分な愛着（アタッチメント）の体験がないと、前頭葉のコントロールがうまくいかず、暴力や非行を生み、母親との信頼も構築できなくなる。虐待までいかずとも、親のスキンシップを充分に受けずに育った子供は親子の絆を築けず、大きくなったときに親の介護を放棄したとしても不思議ではないのだろう。

現在の介護力低下は、子供の暴力の増加と同じで、戦後も長い時間をかけてあらわれたとすれば、これを一朝一夕に戻すことは不可能だ。家族の介護力低下という時代の流れの中で、いったい何ができるのだろうか。

ケア完備集落構想

自分の健康は自分で守れといっても、運悪く守れなかった人もいる。『広域総合病院構想』は医療を充実させて、そうした人たちをサポートしてきた。それが可能だったのは、弘田のように、各家庭で介護する人がいたからだ。

しかし、戦後が遠ざかるにつれて介護を放棄する人たちが増え、佐賀でも家族の介護力が目立って低下している。独居なら、最後まで自宅で過ごしたいと主張さえすれば可能だが、家族がいる高齢者は施設に入れられることが多くなってきた。疋田は、いずれ『広域総合病院構想』を維持するのはむずかしくなると感じ、医療よりも、むしろ介護を充実させる方法を模索していた。

疋田によれば、「年寄りは病人ではない、加齢によってＡＤＬ（食事、排泄など日常生活動作）が落ちたために、これまで当たり前にできていたことができなくなって若い者の足手まといになっているだけ」だという。そして、障害があるだけだから、足手まといにならなければ問題にはならないのではないか、と考えた。

これまでなら若年層がサポートしてくれたが、今はアテにならない。では何をアテにすればいいか。疋田が考えたのは老々介護だった。つまり、地域の高齢者が高齢者をサポートする体制である。これがあらたに考えた『ケア完備集落構想』の骨子だったそれを聞いてわたしは思わず「老々介護？」と首を傾げた。年寄りが年寄りを介護するなんて家族間でも大変なのに、他人の年寄りを介護するなんて口で言うほど簡単ではないからだ。しかし疋田にすれば、考え抜いた末の結論だった。

ヘルパーを今の倍以上にして北欧と同レベルにすれば、全員の在宅ケアも不可能ではないだろう。しかしどこの自治体も財政難に苦しんでいる今、そう簡単ではない。それなら集落全体を老人ホームに見立て、年寄りの相互扶助によって在宅をサポートできないか、と疋田は考えたのだ。現実に壮年層が働きに出れば、集落にいるのは高齢者ばかりで、集落が老人ホームも同然である。

高齢者が高齢者を支えるなんて机上の空論のように思えるが、疋田は『ケア完備集落構想』の実現性を、1枚の紙を見せながらこう言った。『佐賀町の現状』というタイトルのそのレジュメは、佐賀の高齢者を分類してこう綴られている。

当時（2006年）の人口4800人のうち、高齢者が1118人で、高齢化率は23・3％だ。ちなみに合併してできた黒潮町の高齢化率は2020年で45％。あと数年で町全体が限界集落になるといわれる。

それはさておき、当時は高齢者のうち要介護者は１５２人で13・６％である。１５２人中、在宅で介助を受けている人は52人。一方、自立している高齢者は９６６人で86・４％。この中で他人に頼らなくても、すべて自分でできる完全自立者は62・１％の６９４人だ。このうちまだまだ働きたいという積極的な労働意欲のある人が高齢者全体の38・０％の４２４人いる。残りの２７０人はとりあえず生活できればいいという人だ。これをまとめたのが下の表である。

キーパーソンは「まだまだ働きたい」という４２４人である。この人たちを再教育すれば、ボランティア活動に動員できる。全員動員できればいうことはないが、このうち半数の２１２

佐賀町の現状【人口 4,800 人　高齢者 1,118 人（24%）】（1998 年）

要介護者 152 人	在宅介助　52 人	
	施設介助　100 人	
自立者 966 人	完全自立者 694 人	まだまだ働きたい　424 人（介護者予備軍）
		今のままでいい　270 人（ボランティア可能者）
	無気力者　272 人（寝たきり予備軍）	

拳の川地区と佐賀地区の差（1997 年）

	人口	高齢化率	90歳以上の健常者	長期入院	特養入所者
拳の川	1726 人	26.7%	20 人	5 人	4 人
佐賀	3115	18.8	7	19	35
合計／平均	4841	22.4（平均）	27	24	39

人が、自分の将来を思って地域の力になろうと考えれば、理屈の上では在宅の要介護者52人を交代しながら介護の手伝いをすることは可能だ。

もっとも、年寄りが年寄りを介助するのだから、重労働の介護をどこまで手伝えるだろうか。「まだまだ働きたい」212人の中から3人に一人が介助できるなら労力的にも不可能ではない。しかし肉体的な介護よりも、体力の問題を考えるなら、むしろ予防的な介護に力をそそぐべきだと疋田は言う。

たとえば、佐賀には272人（24・3％）の無気力者（元気だが労働意欲はゼロ）がいる。これが寝たきり予備軍だが、これを自立者にすれば予防という面での効果は大きい。これも疋田の実践から生まれたものだ。

「毎日、診療所へリハビリに来る人がいましてね。その人が、帰りがけに準要介護者の家に立ち寄って話をすると、寝たきりに近かったのに元気になったんです。そういう例がいくつもあるんです。肉体的な介助はヘルパーにできますが、心の癒しはヘルパーではむずかしい。これが年寄り同士だと結構うまくいくんですよ」

ヘルパーの数を増やすことができればいいが、ヘルパーに任せられるのは排せつや食事などの身体介護、掃除、洗濯などの生活援助、そして通院介助と、どちらかといえば肉体的な介護である。精神的なケアには、やはり年齢が近い者が定期的に訪ねて話し相手になるほうがはるかに効果はある。つまり同年輩がコミュニケーションで介護するのだ。これなら都会でもできるのではないか、と疋田は言う。

これを実行するには、完全自立者を『老々ボランティア』に動員しなければならないが、それにはどうすればいいか。

「親を棄てる人の認識を変えるのはむずかしい。でも、棄てられる人は、いずれわが身がそうなると思えば、まだ動けるうちになんとかしたいと思うはずです。その気持ちを教育すれば、彼らをボランティアに動員することは可能です。ボランティアを高尚な支援活動と考えたら必ず失敗します。自分が棄てられたときに、こういう人がいたらうれしいと思わせることです。そうすれば放っておいても動きます。行政が彼らを教育できれば、介護保険に依存しなくても高齢化社会を生きていけますよ」

『ケア完備集落構想』は、はじまったばかりだ。ただし遅々として進んでいない、それは『広域総合病院構想』以上に、行政の協力を仰がなければむずかしいからである。疋田に批判的な役場が協力するとは思えず、疋田も佐賀では期待していない。だから「だれかがどこかでこれを受け継いでやってくれればいい」と言う。

ただ、地域社会が消えて人のつながりが希薄になった現在、他者を自宅に入れての老々介護はあまりにもハードルが高すぎるのではないか。疋田にたずねると、彼は目をつむり、おもむろにこう言った。

「そうですが、今は特養（特別養護老人ホーム）でも要介護3以上でないと受けつけんようになって政策面から入所を制限しています。そうすると行くとこがないから家でということになって、今度は息子夫婦など若い人たちが困るんです。仕方なく世話されたら、今度は年寄りが困る。それでも我慢せなしょうがないと諦めてるんです。これはなんとかせんといかんのとちがいます？」

診療所の危機

過疎地の診療所は、地域の保健・医療・福祉を向上させるためにあり、費用対効果の考え方を単純に適用できないから、赤字はごく当たり前だった。ところが黒字の診療所もあった。そのひとつが拳ノ川診療所だった。過去の蓄積が6000万円をこえるという。ところが、06年から赤字を出しはじめた。患者が減少したからだ。

赤字の原因について、疋田は「私の態度が悪いのかもしれない」と言った。診察中に居眠りをして患者から顰蹙《ひんしゅく》を買ったことがあり、そのことを指しているのだろう。また疋田の高齢を原因にあげる人もいる。実際、疋田は車に乗ると居眠りをする。それを見た住民は、昔は「疲れてるんやろ」と同情したが、最近は「歳とったなあ」と、リアクションがまったくちがうのである。

ただ、患者が減少した原因はそれだけではない。最大の原因は、近隣の民間病院が、ひとりでも多く患者を確保しようと、無料の巡回バスを競って出したことである。

過疎地に住む高齢者にとって悩みの種は、ちょっと買い物に行きたいと思っても足がないことだ。日用雑貨は地元の農協で買っていたが、それも広域化で廃止され、買い物の場所がなくなってしまった。拳ノ川に近い「都会」はとなりの四万十町である。ここへはバスの便もあるにはあるが、朝夕に数本ある以外、日中は１本だけだ。

病院側が出したバスは、診察のついでに買い物をするのは自由だから、拳ノ川地区の高齢者はこぞってこのバスをタクシーがわりに利用しはじめた。

ただ診療が第一義だから、元気な高齢者は必要のない診療も受けることになる。ある病院では、この巡回バスの運転手に８人のパートを雇った。もちろん運転手の給料は、結果的に患者が負担していることはいうまでもない。

この巡回バスを、各医療機関が競って出したのだから、高齢者にとってこんなありがたいことはなかった。しかし、そのために診療所の患者が激減しているのだ。住民が診療所を必要としないのなら、行政が廃止を検討するのは当然だろう。廃止になれば、これまでのような医療サービスは受けられない。住民は現在の利便性を得るかわりに、未来で受け取るはずだった医療サービスを、切り売りしているのである。

今、診療所の患者が減り、町の医療費は確実に伸びている。かといって診療所も対抗して巡回バスを出せば、民間病院を圧迫することになる。開業医と共存共栄しながら、診療所が生き残っていくにはどうすればいいか。同時に医療費全体を削減するにはどうすべきか。疋田は、なんとも深刻な問題に直面していた。

メタボリック症候群

もうひとつ注目すべきは、都会で深刻になっているメタボリック症候群が、この佐賀でも増えていることだ。

「あんたの血圧、１４０の90や。ちょっと高いな。食後の血糖値も１３５でボーダーラインやな」

「先生、それ病気か」

「食後血糖値は１４０未満なら正常値やから病気やない。ボーダーラインで危ないから気をつけなさいということや」

「病気やなかったら、別に心配せんでもえんがやお」

患者とこんな会話を交わすことが増えてきた。

動脈硬化の危険因子である「肥満症」「高血圧」「糖尿病」「高脂血症」などの生活習慣病は、重複して発症することが多い。これに尿酸値を加えることもあるが、危険因子が１つの人は、まったくない人にくらべ、虚血性心疾患（狭心症・心筋梗塞）の発症リスクが5倍、２つある人は10倍近くに、３つ４つ併せ持つ人は31倍にもなるという報告がある。つまり、危険因子の数に比例して、幾何級数的に脳梗塞や心筋梗塞などをおこしやすくなる。これがメタボリック症候群である。

「尿酸値が8～9なら危険でも、6～7なら治療しません。これまではボーダーラインをこえて初めて治療するのが普通でした。そんなに太ってなくて、血圧も血糖値もそれほど高くないけど、しかしボーダーラインに近いという人は、心筋梗塞をおこす確率が非常に高いんです。これまでの医療は感染症を退治することやったけど、これからは代謝性の障害*が増えてきます。ところが、病気でないとなかなか診療所には来てくれん。この人たちをどう治療していくかが問題でしょうね」

感染症は薬を投与すればよかったが、メタボリック症候群は食事療法や運動療法などの生活習慣の変容が求められる。ボーダーライン上の患者をどうやって生活指導し、どうフォローしていくか。

「住民のニーズに応えるのもいいが、今、公立の医療機関に求められているのはこのことではないか」と疋田は考えた。

実際、メタボリック症候群が減れば、病死が減少し、自然死が増える。つまり、それだけ満足な死を迎えられる可能性が高くなるわけである。

診療所が住民の健康管理に力を入れ、病気になっても地域がケアできるシステムを構築すれば、結果的に町の医療費を下げることができる。診療所が赤字でも、町が結果的に黒字になればいい、医療はトータルで考えるべきだと疋田は言う。だからこそ、これからの医療のあり方は、

「守りの医療ではなく、攻めの医療をするしかないんです。攻めの医療とは予防的医療のことです」

と言った。これは疋田の信念でもある。

疋田が直面しているのは佐賀という一地域の問題だが、今や日本全体の問題でもあるはずだ。このメタボリック対策が、やがて『健康販売店』という、なんとも野暮ったい名前でありながら、奇抜なシステムに行き着く。日本の医療を変えるかもしれないこれらのシステムは、おそらく佐賀では実現しないだろう。たとえ佐賀で引き継がれなくても、どこかで実現させることが、今の疋田の夢である。

＊代謝性の障害：代表的な病気に糖尿病、高血圧、脂質異常症（血液中のコレステロールや中性脂肪が必要以上に増加）、骨粗鬆症、高尿酸血症（痛風）、メタボリックシンドローム、肥満症などがある。

第七章

半歩先の満足死

これからの医療

「これからの医療は予防的医療でなければならない」と疋田は言う。そのために公的医療機関として何をすべきか。疋田は医療カバンの中からパソコンで打ち出した1枚の紙をわたしに見せた。そこには〈満足死への診療〉と題してこう書かれていた。

〈（1）個のPrimary Health Careでより良いライフスタイル＝一次予防で健康の保持・増進と発病予防（あなたの健康に出前学習）

（2）初期診療からのHealth Promotion＝二次予防で再発・再燃防止（病気を動機付けに生活行動の変容）

（3）QOL向上のリハ（リハビリテーション）＝三次予防。家庭生活をリハと考えて日常生活を向上（リハで生きる喜び）

（4）居宅治療（ターミナルケアも）＝オールキャストでオーダーメイドの医療。スピリチュアルケアを柱に遺族ケアも〉

この紙を手に、疋田は言う。

「予防とは病気にならないようにすること。これがプライマリ・ヘルス・ケアで、つまり一次予防です。一般的には保健師が人を集めてスライドを見せたり病気の恐ろしさをしゃべったりする予防教育を指しますが、集団教育というのは、実はやってもあんまり効果はないんです。その人の生活にマッチしたライフスタイルを教え込まないと、生活習慣病はなくならんです。

大衆に向かって行動するのではなく、目の前の個人と向き合って行動しないといかんということです。それには保健師が自ら出かけ、個人相手に健康と予防の出前学習をしていただく。これが（1）です。

これまでは病気になったら、診断と治療で治せばお終《しま》いでした。しかし、病気になったら再発・再燃させないことのほうが大事なんです。

健康な人は、病気になったことをチャンスに、ふたたび病気にならないようにするのが本来の医療です。それができれば、医療費の削減は確実にできます。看護師は医師の指示がなければ行動できませんが、保健師は医師の指示がなくても、自分の判断で患者さんへの学習教育ができます。つまり、治療はできなくても医師に近いことができるんです。だから保健師は重要なんです。病気をしたら、それをチャンスにして医療につなげていく。これが（2）の二次予防です。

（3）はＱＯＬの向上。私はこれを三次予防と呼んでいます。一般的にリハビリは、悪くなった機能を元に戻すという考えですが、私は障害を持った人が人間らしい尊厳を保つことができるようにするのもリハビリだと考えています。たとえば、片手が動かなくなったら、その手を動かすことだけじゃなく、反対側の手や足を使ってその人の運動能力を高める。そうすれば全体の機能がレベルアップできるはずです。

リハビリにはその人の願望や生きがいが重要で、それを見つけるには面談して相手をよく知ることです。落ちていた生活行動をアップすることができたら、その人に幸福感が生まれます。そういうリハビリでないといかんのです。

そして（4）は、終末期をできるだけ自宅で迎えていただくために、家族、医師、看護婦、ヘルパーなどオールキャストで、スピリチュアルケアを含めてその人に合った方法で対処していく。住民は、自分の健康は自分で守り、医療者は予防医療に徹する。これが、これからの医療です」

特定疾患の専門医は、悪いところを治療してくれるが、ボーダーライン上でも病気でなければ目を向けない。他の疾患も含め、トータルで診断できるのはプライマリ・ケア医（一時医療で幅広く総合的に診る医師）をおいていない、という。

「オーダーメイドの医療（テーラー医療）を患者さんにし、その結果、終末期になれば家族が精神的な援助もする。それに満足してくれたら満足死やろ？　理論としてはいいと思うんやが、一向にうまくいかんのが現実です。どこかに欠陥があるんですね」

バスを巡回させて患者を集めても、住民の予防医療という点では所詮、付焼刃的な処置でしかない。予防に手をつけなければ、医療費を下げることは不可能だ。

それなら、開業医はなぜ予防に手をつけないのだろう。

医師法の第一条に「医師は、医療及び保健指導を掌ることによって公衆衛生の向上及び増進に寄与し、もって国民の健康な生活を確保するものとする」（傍点は筆者）と、治療だけでなく公衆衛生の向上にも努力しろと記している。たとえ疋田ほどでなくても、開業医も医師として予防に力をそそぐべきではないか。本来なら開業医も予防活動に参加して当然なのに、いつの間にか公的な医療機関が中心となってやってきた。なぜ地域の開業医は地域の公衆衛生を担おうとしないのだろう。

健康販売店

診療所が住民の予防医療に力を入れたら、「開業医と競合せずに患者を集めることができ、そのうえ本来の診療所の仕事ができる。結果的に住民の健康が向上すれば、医療費の削減になる」と芷田は考えた。

過去に佐賀の医療費を下げ、国保料を16年間据え置いた実績があるから、それほど唐突な発想ではない。診療所が多少の赤字でも、住民の支払う医療費が少なくなり、町の医療費が下がれば診療所としての役目を果たしたことになる。しかし佐賀の役場がどこまで受け容れるかは疑問で、芷田の悩みもそこにあった。

これを実践するには、「診療所はプライマリ・ケアに徹し、全住民の健康を創造すること」という。そのためにつくったのが『健康販売店』というシステムだった。

ところで、『健康販売店』もそうだがこの人のアイデアはネーミングが泥臭く、若い看護師の食指が動かない。芷田流にいえば、動機づけができないのである。芷田には何度もそのことを言ったが、彼は「そうかなぁ」とつぶやくだけで、一向にあらためようとしない。意固地というより、彼の育った時代と環境なのだろう。

通常、保健師は保健所に所属する。住民の集団検診をし、検査結果がボーダーラインをこえた人には手紙や電話などで注意する。素直に言うことを聞いて医療機関で治療を受けてくれたらいいが、そうでなければほうっておかれる。治療を受けても、治ったら治ったで、保健師は結果には関与しない。それではいつまで経っても生活習慣病は減らない。保健師は保健所で待っているのではなく、ボーダーラインに近い人をマークして積極的に訪ね、患者と話し合って予防活動につなげるべきで、これができるのは臨床保健師しかいない、と疋田は言うのだ。

臨床保健師は一次予防から二次予防までやるべきだ、というのが疋田の持論である。ボーダーラインをこえそうな人を、養生や運動療法で健康な状態に引き戻す。そうすれば発病予防が可能となり、初期治療ができるはずだと。

検診で生活習慣病の予備軍が見つかったら、その人にとって今なにが必要なのかを見つける。運動が足らなければ、どうやって運動させるか、塩分が多い食事ならどうやって減らせるか、それが疋田の言う『健康販売店』のセールスである。売り込んだあとはその人が継続しているかどうかをフォローしなければならない。〈攻めの医療〉とは、座して病人を待つのではなく、積極的に「未病」（発病には至らないものの軽い症状がある状態）を治すことにあるのだ。

「訪ねて行ったら、酒がなかったら寝られんとか、店屋物ばっかり食べとるとか、患者さんの生活がわかるやないですか。患者さんはいちいちそんなこと医者に報告しませんよ。生活がわかって対面すれば、たとえば、朝食の前にちょっと運動してみませんかといった提案もできるんです。それにはまず訪問することです」

訪問したら、患者に「命令するな」「指導するな」が鉄則だという。

「患者さんに命令しても効果はあがらんです。それよりも、患者さんのライフスタイルにあった方法を、患者さんとコミュニケーションをとりながら一緒に見つけていくことです。世間話をしながら、食後やったら散歩する気になるか、夕方なら30分ぐらいの運動時間はとれるか、本音を引き出して、それに結びつけんと治療につながりません。生活態度の変容は、頭で理解してもだめで、自分が納得して初めてできる。上から指導したら効果があがらないことは、私の経験からはっきりしています」

そりゃそうだ。生活習慣病になるのは高年齢層である。それが、年下の若い医師や看護師に言われて、はいそうですかと納得できるとは思えない。患者が自ら動いてくれなければ、生活改善など無理なのだ。これが疋田の言う『健康販売店』であり、販売する商品は「健康」、それをセールスするのが保健師である。

患者に喜ばれ、診療所の収入は増え、うまく機能すれば診療所を再生する妙案となるだけでなく、地域の生活習慣病をなくすきっかけになるはずだった。

医療は十人十色

一般的に保健師が扱う対象は大衆である。マニュアルも大衆という平準化された集団に向けて書かれたものだ。

医療の現状は教育の世界と同じで、本来、その生徒にあった教育をすべきなのに、正規分布でいえば、中央の平均的な生徒だけを対象にし、両端の落ちこぼれと英才を切り捨ててきた。予防医療もそれに似て、大衆を集めた集団教育ばかりしているが、思ったほど成果をあげていないのはそのためだ。

「集団教育をしたら大衆は知識もできて理解もしますが、実行はしません。これが大きな問題なんです。〝わかっちゃいるけど、やめられない〟というわけです。たとえばたばこの害。たばこを吸ったら肺がんになるというのはだれでも知っています。だけどやめられん。糖尿病は食事療法をせんと、やがて網膜出血や腎障害になって透析せんといかんようになる。透析の3分の1は糖尿病からきてると脅しても、自分とは関係ないんです。自分の死と他人の死にはズレがあるからです。だから、そんなことしてたら死ぬぞと脅しても、やめられんのです」

疋田はこんな例をあげた。肺がんのために57歳という若さで死んだ方の通夜だった。「たばこを吸うてなかったらもっと長生きできたのに」と言ったら、翌日から「先生、たばこをやめました」という人が続出したという。三人称だった死が、いきなり一人称に近づいたからだ。しかし、こんなことはたびたびあるわけではない。

ではどうすればいいか。「医療は十人十色」であり、患者は一人ひとりちがうのだから、その人にあった医療、つまり「個の医療」をすべきだと疋田は言う。

わたしは単純な疑問を口にした。

「効果はあがるでしょうが、費用がかかりすぎるんじゃないですか?」

それに対して、彼はこう言った。

「実際、手間がかかるという理由で、個の医療を切り捨てることが多いです。正規分布の真ん中にいる4分の3は治るからそれでもいいですよ。しかしそれでは残りの4分の1の患者さんは救えません。困った患者さんはそういうところに出てくるんです。これを救うのが医療じゃないですか。それをどうやって救うかを考えたのが『健康販売店』なんです」

大衆というマスを相手にしてきた予防活動を、徹底して個人に向けたのが、疋田の言う『健康販売店』である。これまでの保健師は大衆に向かって予防活動をしたが『健康販売店』の保健師はあくまでも個が相手なのだ。

たとえば2次予防では、病気になった人の健康度にあわせ、ふたたび病気にならないように予防プランニングをする。この活動を、診療所を起点に広げれば、診療所の収入が増え、住民が健康になり、町の医療費も下げることができる。たとえ保健師の人件費が一時的に増えても、長期的なスパンで考えたら、投資したそのお金は充分利子をつけて返ってくるはずだ。

これは臨床活動だから、保健師は保健所ではなく医療機関に所属させる。これが日本でもめずらしい臨床保健師制度である。

臨床保健師

臨床保健師はどんな活動をするのか、その前に、疋田がこれを生み出した背景について述べておきたい。

戦後、日本ではＧＨＱの指導でできた「駐在保健婦制度」というのがあった。駐在所の巡査のように、各地域に保健婦を駐在させたのである。主に結核を予防するためと、僻地でも平等に保健サービスを受けられるようにするのが目的だった。当初、駐在制を実施したのは18県だったが、「駐在保健婦制度」が廃止される１９９７年までつづいたのは、沖縄県と高知県だけである。

「駐在保健婦」の人事は県の保健所がにぎっていて、ここから各市町村に配属するシステムになっていた。現在の保健師と大きくちがうのは、さかんに訪問活動をしたことだ。それも地域に駐在したから、住民と非常に密接な関係が生まれた。予防のために住民の生活改善を指導し、検診で結核の疑いが出たら、医療機関に連絡して二次感染させないようにし、予防面で大きな効果をあげた。

もちろん疋田が赴任した佐賀にも「駐在保健婦」はいた。しかし疋田は不満だった。なぜなら、県が保健師の活動に指示を出し、その情報は県に集められるが、佐賀の情報は佐賀にリターンしてこない。地域には地域の診療所があるのに、その情報が生かせないのである。同じ高知県といっても、地域ごとに事情が異なる。保健活動は地域にあわせて展開したほうが効果的ではないか。

また、保健師は発病予防と病気を発見したら医療機関につなげるだけでなく、病気をした人が再発しないように指導すべきで、それには保健師を、地域の医療事情をよく知る診療所に所属させ、診療所の方針に従って活動させるべきだ、と疋田は考えた。

1977年、佐賀に新しくできた農協と診療所の竣工祝いにやって来た当時の知事に、疋田はそのことを伝えた。

臨床保健師という考えに知事は驚き、診療所を診療活動ではなく予防活動に重点を置きたいと聞いて目を瞠ったが、たちまち疋田の考えに賛同したらしく、早速、拳ノ川診療所に臨床保健師を配置することを約束した。これが臨床保健師のはじまりである。

やがて臨床保健師がやって来た。

ところが、臨床保健師という聞き慣れない制度のため、同じ保健師仲間から無視されたり、疋田の考え方に納得できなかったりで、いずれも長つづきせず、3、4代ほど代替わりして、いつの間にか立ち消えになった。

こうなったのは、臨床保健師が理解されなかったからだと疋田は言う。しかし、それは疋田の見方にすぎない。臨床保健師というまったく新しい制度を導入しようというのに、根回しもせず、いきなり知事からトップダウンで導入したことが大きな原因だろう。これでは人は動かない。性急すぎるこのやり方に現場が反発したのだ。

診療所の立て直しと、生活習慣病を中心とした住民の予防医療を考えれば、この臨床保健師を復活させるべきだ、と疋田は考えた。

「メタボリックでボーダーラインをこえた人にはハガキで警告しますが、機械的にやるから、患者は真剣に考えんのです。それより、こっちからでかけて行って、ボーダーラインをこえそうな人に予防活動すれば、住民はここを頼りにしてくれるはずです」

しかし、ここでも疋田は同じ失敗を繰り返した。いきなり町長に訴えたのである。果たして現場が動くかどうか、まったくの未知数だったが、疋田は意気揚々としていた。

2005年、こうして拳ノ川診療所に『まちの保健室』(健康販売店)が併設され、臨床保健師がひとりやって来た。もちろん一人ではカバーできないことはわかっているが、とりあえず疋田がイメージする『健康販売店』を、この臨床保健師に託すことにした。

販売スキルはSAY&DO

「販売店やから売り込まんといかん。売り込むにはセールスの考え方が必要です。商品はライフスタイルを変えていくこと。ライフスタイルを変えるには、相手の生活スタイルをつかまんといかん。つかむにはどうしたらいいか。それにはこっちから出て行って膝をつき合わせて話をせんことにはつかめません。そして商品を売り込んだら、きっちりアフターサービスをすれば、商売としても成り立つはずです」

なぜ疋田は住民に会いに行けと言うのか。人間の認知度を分類したエドガー・デール（Dale, Edgar）の「経験の円錐」（cone experience）というのがある。これによれば、

Read（手紙などを読む）では10％
Hear（電話などで聞く）では20％
Sea（自分で見る）では30％
Sea & Hear（見て聞く）では50％
Say & Write（しゃべって書く）では70％
Do（自分で行動する）では90％

が伝達できるといわれる。保健所から警告のハガキを送っても、その意図はたった

10％しか伝わらないのである。

疋田が訪問しろと言うのは、こうしたデータがあるからだ。

実際に個人的な手紙でもないかぎり、大抵は読み捨てられて2、3日したら忘れてしまう。電話（リモートも）でのやりとりも、何度も会っている人ならともかく、初めての人が相手だと数日で忘れてしまう。

「私が言いたいのは、コミュニケーションは言葉だけやない、言葉以外なら訪問がもっとも能率がよろしい、ということです。相手に納得させるには、しゃべって行動することがベスト。その次が、聞きながら見たらわかりやすい。百聞は一見にしかずです。検査結果を郵送するだけならわずか10％。効率が悪いことこの上なしです」

訪問して話をするとき、疋田が保健師に望むことはたったひとつ、「家族の一員になってしゃべろ」だった。

リスクファクターよりナラティブで

高齢者が寝たきりになるにはさまざまな理由がある。ある種の病気で体が動かなくなり、そのまま寝たきりになる人もいるが、比較的多いのが廃用《はいよう》症候群だといわれている。

人間は身体的にも精神的にも使わないと機能は衰えていく。健康な人でもベッドで安静をつづけると、足の筋力は1週目で20％、2週目で40％、3週目で60％低下するといわれる。筋肉がおとろえたら老化は加速するし、腰痛などにも悩まされる。もちろん機能低下は筋力だけではない。骨が弱くなったり、心臓や肺の機能が低下したりするが、これら一連の症状を廃用症候群と呼んでいる。

佐賀でも寝たきりの多くは廃用症候群だったと疋田は言う。

「寝るよりも楽は世にあらずというわけで、どこも悪くはないのに寝てしまう。寝てしまうと体力が落ちる。どんどん衰えていく。歩けばいいとわかっていてもできない。『おじいちゃん、動きなさい』と言っても『寝てるほうがええわ』と言われたら返せません。家族も、元気ならいいやと諦める。こうなったら確実に寝たきりです」

これまでさかんにリスクファクターがいわれた。ＥＢＭ（Evidence-Based Medicine エビデンス・ベイスト・メディスン：科学的根拠に基づく医療）がそれである。

病気には原因があり、原因を取り除くために最適な治療をおこなう。たとえば、たばこと肺がんの関係でいえば、たばこは肺がんのリスクであり原因だから、これを取り除けばいい。だから吸うなという理屈である。寝ているばっかりだと体力が落ちるというのもそうだ。しかし、そんなことは言われなくても、患者のほうがよく知っている。それなのに、なぜかやめられない。リスクファクターは感染症などではよかったが、生活習慣病などではうまく機能しないのである。

これに対して、注目されているのがＮＢＭ（Narrative-Based Medicine ナラティブ・ベイスト・メディスン：物語に基づいた医療）である。

〝人には歴史がある〟といわれるように、人生はさまざまな出来事のつらなりだ。百人いたら百通りの歴史（人生）がある。その歴史は未来につながり、物語として描けるからこそ、人は生きることに努力する。

「寝てるほうがいい」というのは、目的を喪失し、未来の「物語」が描けないからだ。人は目的意識がなければ努力してまで次のステップを踏もうとはしない。

たとえ寝たきりであっても、どこかに夢や希望や期待はあるはずだ。本音を引き出すとは、これらを語らせることなのだ。

しかし、電話でたずねられて、だれがそんなことを語るだろうか。何度も訪問し、心を許せたときにしか本音は語られない。いったん患者の希望がわかれば、それをバネに病気の治療に結びつける。これが「ナラティブ」である。

たとえば、曾孫の顔が見たいという廃用症候群の老人がいたとする。「おじいちゃん、孫も結婚したし、元気で曾孫の顔を見たいんだったら、歩いて体力をつけてくださいよ」と説く。科学的根拠で歩かせるのではない。その人の生き甲斐で歩かせるのである。「家庭円満でいたい」「子供の世話になりたくない」といった願望が強ければ、体を動かさないとそれらは望めないことを根気よく納得させる。簡単にいえば、本人をその気にさせるのである。

ナラティブが動機づけになった例

「よく酒を飲む警察官が、肝臓の検査でひっかかって相談にやって来ましてね。先輩が肝硬変で死んだもんやから、自分も肝硬変で死ぬかもしれんと心配はしてるんですが、それでもやめられんと言うんです。話を聞いてみると、子供2人が大学に行っていて、今死んだら学費がつづかんから中途退学になるかもしれん、それが気がかりやと。それなら子供が大学を卒業するまでという期限付きで、酒を隔日にしたらどうか、食後にジョギングできるかと訊くと、それならできると言うんです」

疋田は、患者がいなくなった昼の待合室で、突然こんな話をはじめた。数日前に、疋田からナラティブの話を聞かされたのだが、具体的な症例がないと納得できないと言ったので、わざわざそれを教えに来たのだという。ほとんど忘れていた頃だったので、わたしは面食らってしまったが、疋田にはこういうことがよくあった。

わたしは疋田の説明に今ひとつピンとこず、

「自分の目で確かめないと、やっぱり納得できない」と言った。

疋田は「あ、そうかぁ」とあっさり言葉を引っ込め、しばらく考えていたかと思うと、

「ほな、これから往診に行くからついてくるか。今西英利《ふさとし》さんいうてな、私がいまいちばん注目している人や」

本格的な梅雨入りをしたばかりで、雨は朝から降りつづいていた。

疋田は食事を終えると、わたしに合図をして車に乗り込んだ。車は人家の少ない山間《やまあい》に向かってどんどんとすすんで行った。雨は次第に激しくなり、ガードレールもない細い路を走るには、かなりの緊張を強いられる。

車を農家の敷地に入れると、疋田は広い土間のある母屋に入って行った。

アルミサッシの戸を引くと、87歳になるという今西英利が、杖を手にして目の前に立っていた。庭には息子がつくったという段差のある平行棒があり、天気のいい日はこ

こでリハビリをするのだが、あいにくこの日は雨のために、息子たちに手伝ってもらって室内で練習しているのだと言った。

「頑張ってますな、ご苦労さん」

疋田は野良仕事に行く農家に挨拶でもするように今西に声をかけた。

「先生に言われたきね。孫が一人前になるまでは、一生懸命頑張らないかんなぁ」

「そうや、孫のために頑張らないかん」

今西は、パーキンソン病以外に病気らしい病気はなかった。ところが、だんだんと寝込むようになった。リハビリを受けてもそのときだけで、家に帰るとやはり寝込んで動こうとしない。「パーキンソンやから動かんといかん」と言っても、生返事だけで一向に動こうとしなかった。運動能力の低下が激しくなり、家族は寝たきりを心配しはじめた。

あるとき今西の夫人が、診療所へ糖尿病の検査にやって来た。疋田の診察室では、混んでいなければ、患者自身の悩み事や世間話まで、さまざまな話が飛び出す。これだけで患者の家族のことや地域のことまでわかるという。

余談だが、疋田が家族以外にとりわけ重宝しているのはヘルパーの情報で、医師にはセンサーのような存在だそうだ。患者は医師に対しては構えるが、ヘルパーには友だちのように何でもしゃべるからだ。予防医療にはヘルパーがもたらす情報や、診察室での情報、待合室情報は重要で、疋田はそれらを大事にしていた。

このときも、夫人は疋田に夫の症状を訴え、それを聞いた疋田は「ほな、ちょっとご機嫌うかがいに行きましょか」と、今西を訪ねた。今西と話し込むうちに、

「孫が卒業するまで生きていたい……」

ぽろりとこぼれるようにつぶやいた。

疋田は聞こえないふりをした。家族にたずねると、今西は孫を目に入れても痛くないほどかわいがったという。そこで次回訪ねたとき疋田は、

「孫が大学を卒業するのを見たかったら、歩けるように頑張らんといかんのとちがうか？　あんたならちょっと頑張ったら歩けるで」

とその気にさせようとした。

今西は生返事しかしなかったが、疋田はその表情を見て心が動いていると確信した。案の定、今西はそれから毎日欠かさずリハビリをするようになった。今西にとってよかったのは、リハビリに家族全員が骨身を惜しまず協力してくれたことだ。

それから1年後、ほとんど寝たきりだった今西は、4本足の杖で自立歩行ができるまでになった。

「リハビリというのは、いつも同じことをするんですから飽きもきますが、毎日やらんと効果はあがらんのです。そのとき、その人の願望や生きがいを動機にすれば、単純なリハビリでも長つづきするんです」

その後、今西は寝たきり同然だったことが嘘のように元気になった。孫も卒業して、「次は結婚式に出るんじゃ」と言うようになった06年、動脈硬化が原因で右足を切断することになった。妻と息子夫婦はこの年の田植えを中止し、ハウス栽培だけにして今西の介護に専念した。朝起きたらタオルで顔を拭いてやり、天気のいい日は車椅子に乗せ、「じいちゃん、花が咲いちゅうで。きれいやなぁ」

と声をかけながら散歩させた。そばで見ていてもうらやむような介護だった。が、わたしと会ったその年の冬、入院先の病院でこの世を去った。

「ご家族の方全員が、英利さんをとても大切にされていたことを痛感いたしました。面会時は言葉をかけられ、手を握ったり、あたたかく見守られ……」

通夜の席で、疋田が看護師からのメッセージを読み上げると、その場にいた弔問客は涙をながし、疋田ももらい泣きをしていた。

佐賀には近未来の日本がある

リハビリとは何かとたずねると、大抵の人は、動かなくなった体の一部を動くようにすることではないか、と言う。しかし疋田はそうではない。

「麻痺がある部分を動かすこともリハビリですが、それは本来のリハビリではない。障害のある人に、人間の尊厳を与えるのがリハビリなんです」

右手がきかなくなった人が、動くようになればそれにこしたことはない。しかし、たとえ動かなくても、左手を訓練することで右手をある程度カバーできれば、結果的にこれまで落ちていたＡＤＬ（Activities of Daily Living：日常生活動作）をアップすることができるのだから、これもリハビリであるというのだ。

「その人の生活が豊かになることがリハビリなんです」

疋田はおだやかな口調で言った。

そうはいっても、単純な運動のリハビリを継続させることはむずかしい。リハビリを終えた先の希望を見い出せないからだ。それにはどうしたらいいか。先にも述べたが、疋田は「願望や生きがいを見つけるしかない」と言う。

しかし、患者がどんな願望や生きがいをいだいているかを見つけるのは、そう簡単ではない。それには家族や親しい友人から患者の情報を集めるか、患者から生活状態や生活環境を聞き出すしかないだろう。単純な作業だが、結局それが近道なのだという。

かつて「駐在保健婦」は、結核治療のためにそういうことに力をそそいだ。それを今、生活習慣病のためにやってほしいと疋田は思う。それには保健師以上の適任者はいない。『健康販売店』というシステムはそのためにつくりあげたものだ。

04年、疋田は保健師の訪問活動を、「鈴」を中心にスタートした。「鈴」を選んだ理由は、この集落の高齢化率が46％で、佐賀の未来を示しているからだ。ちなみに、２０２２年の日本の平均高齢化率は、このころの佐賀全体の高齢化率29％と同じである。「鈴」で医療費を削減できたら佐賀でも可能であり、それは日本全体でも可能のはずだ。日本地図の中ではごま粒ほどの地域だが、疋田はここで日本の未来にもかかわる壮大な実験をはじめていたのである。

エピローグ

疋田の『健康販売店』は、患者の減少で危機に直面している拳ノ川診療所を救うと同時に、医療費を下げて健康な町にする起死回生の策だったが、実際、それほどうまくいっているわけではない。理由はいろいろある。保健師や看護師を指導できない疋田の力不足もあるだろう。臨床保健師や健康販売店といった前例のない取り組みへの戸惑いもある。しかし最大の理由は、根回しができない疋田に対する行政の強い反発だ。もちろんその原因は疋田にあるのだが、それに対する拒絶感がいかに異常かは、疋田が受賞した名誉ある保健文化賞を無視したことにもあらわれていた。おそらく『健康販売店』に行政が協力しないのは、疋田個人への反発が大きいからだ。

佐賀には保健師が2人いた。ひとりは保健センターに所属し、もうひとりが診療所付きの「臨床保健師」である。この臨床保健師は、健康販売店を軌道に乗せるために置いたのに、現実は週に3日間程度しか診療所のために動けない。事務作業に手が足らないことを理由に、担当の上司がそちらに回してしまうからだ。佐賀より人口が少なかった西土佐には、診療所に看護師が15人もいたというのに……。

報告書の作成なら成果が目に見えるが、臨床保健師の仕事は簡単に成果があらわれないところにも原因があると疋田は言う。

「うちの保健師がボーダーラインにいる人を訪ねて話し込むでしょ。役場がどう評価しているかといえば、よその家に行って遊んどると言うんです。保健師がかわいそうですよ。税金を取りに行くのとちがうんです。パンフレットを渡して説明するだけなら、なんの効果もないことがわからんのです」

そんな疋田に、積極的に手を差しのべようとする人はいなかった。疋田は孤立無援の闘いをしていたのだ。

それでも疋田は佐賀が好きだと言う。佐賀というより、佐賀の住民が好きなのだろう。疋田は診療所のすぐそばの高台に純日本風の自宅を建てた。疋田が死んだら、年寄りのために佐賀へ寄付したいと言う。平屋にしたのもそのためだ。

ただ行政側にも言い分がある。ある役場の職員はこんなことを言った。

「疋田先生はたしかに頑張っているのですが、根回しをしないでいきなりやろうとするから、行政として協力しにくいんです」

地域医療は行政の協力があってこそ、効果を発揮するのは常識なのに、疋田は結局、行政を味方にできなかった。疋田もそのことは充分わかっているはずだが、おそらく疋田の性格からそれはできないのだろう。


疋田がやろうとしている『健康販売店』は、行政の全面的な協力を得られていたら、3年以内に効果をあげられるだろうといわれた。しかし、財政に余裕がなかったせいもあるが、当時の佐賀には、疋田の言う「トータルな考え方」は理解できなかったし、それがもたらす未来も想像できなかったのである。

あるとき、疋田はぽつりともらしたことがある。

「ここには長くおらんほうがよかったかもしれません。もっと早く切り上げて、行政として協力してくれるところに移ったほうがよかったんやろなぁ」

わたしはせつなくなり、

「そうしたら、もっとすごい数字を出せたかもしれませんね」

と明るく言った。しかし疋田は「そうやな……」と小さくつぶやいただけだった。

取り巻く条件を考えると、「満足死」という疋田の思想を、佐賀で花を咲かせることは無理だったのだ。ただ、ひとりの医師の奮闘によって、50人いた寝たきりの高齢者を2人にまで減らし、国保料を下げただけでなく16年間も据え置き、住民の希望に沿って高い在宅死亡率を維持してきたことは、地域医療にたずさわる者にとっては驚きのようで、毎年多くの医療関係者が疋田に学びたいとやって来た。その中から、あるいは疋田の考え方を引き継いでくれる人があらわれるかもしれない。それまでとは打って変わり、疋田は明るい表情で言った。

「どこでもいい。ここが無理なら、次の世代のだれかがあとを継いでくれたらいいんです。あえて私の理想的な死を言えば、どこかで満足死の思想が広まってくれること。それが実現したのを聞いて死ぬのが、私の満足死かもしれません」

04年に町が合併するかどうかで住民投票をしたとき、合併したら診療所がなくなるという噂が直前になって流れ、19票差で合併が中止になった（その後、06年3月に合併して黒潮町発足）。診療所がなくなると困ると思っている人がそれだけいたからだ。診療所がないと困ると言いながら、その一方で、せっせと町の病院に通う。いつの日か、夜中でも気軽に医者を呼び、安心して在宅で療養できた日々を、懐かしむときがあるかもしれない。

かつて西土佐の診療所にいた宮原は「疋田先生にはきつい言い方ですが、住民が育っているのかな、と思います」と言った。わたしもそのことが気がかりだった。

たとえば『健康出前教室』のことである。かつては毎週どこかの集落で開いていた健康出前教室が自然消滅してしまった。いまのところ住民からも要望がない。とすれば、疋田の一方通行だったのではないかと思わざるを得ない。住民は知識を与えられるだけの受動学習で、住民が主体となった能動学習をしてこなかったからではないか。疋田は教えたつもりだったが、住民は学んでいなかったのだろう。

今、日本の医療はさまざまな危機に直面している。そのひとつが、メタボリック症候群を含めた生活習慣病の増加である。がんや心疾患、脳梗塞・脳卒中などにも関連しているといわれ、豊かな生活の宿命でもある。それほど深刻さがないのは、伝染病のように急激な死が訪れないからだろう。

もうひとつの危機は、社会の急激な高齢化だ。

先に高齢化社会（高齢化率7％～14％未満）を迎えたヨーロッパでは、50年から100年かけて高齢社会（高齢化率14％～21％未満）になったが、日本は高齢化社会からわずか24年で高齢社会（94年）になり、それから16年後の2010年に超高齢化社会（高齢化率21％以上）に入った。

介護保険がスタートしたころは費用も月額2000円程度だったのに、いまや6000円台になっている。人口1人当たりの国民医療費も1・4倍になり、総額は約43兆円（2020年）を超えた。国はコスト削減のために在宅死をすすめているが、相変わらず家族の意向に配慮してか病院をふくめた施設死が多い。

最近では「フレイル」という言葉も聞くようになった。認知機能が低下し、加齢によって筋力の低下した状態で、一般的には健康な状態と要介護状態の中間状態のことである。このフレイルを早期に発見することで、医療機関などにつなげ、要介護になるのを防ごうというわけだが、「健康長寿には運動や社会参加をしましょう」といわれてどれだけの人が動くだろうか。対処療法に終始するのは、ここでも疋田流の「トータルな考え方」、つまり未来を見据える想像力に欠けているからだろう。

　それよりもむしろ、生とは何か、死とは何か、人間の根源的な有り様を見つめた「満足死」という、ひとりの医師が実践から生み出した深遠なる思想に、今こそ耳を傾けるべきではないだろうか。

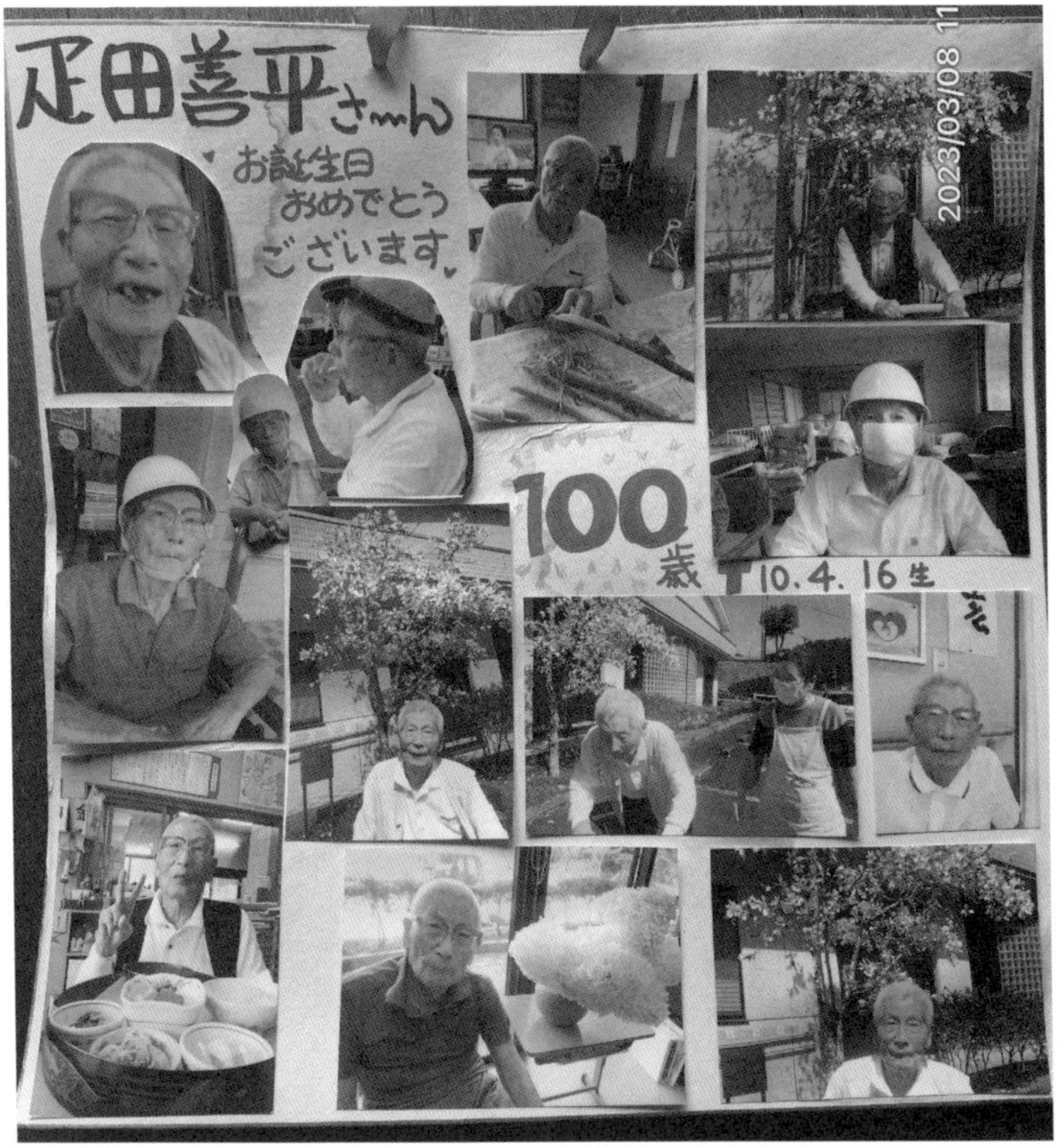
足田善平さ〜ん
お誕生日おめでとうございます。
100歳
10.4.16生
2023/03/08 11

あとがき

わたしが疋田医師と出会ったのはきわめて偶然からだった。

都内で一人乗りの小型電気自動車で往診している医師がいると聞いて取材したのだが、それが本文で紹介した東京・池袋で開業する網野皓之医師だった。網野氏は、ここで開業するまでの約12年間、長野県の泰阜村《やすおかむら》で地域医療をつづけてきた。

取材を終えたあと、わたしは一冊の本をいただいた。『満足死宣言』（日本評論社）という数人との共著であった。その中で、網野氏はこう書いている。

〈「満足死」は高知県で僻地医療に携わっておられる疋田善平先生が提唱した。死んでいく本人はもちろんのこと、看取った家族や医療者も満足している、このような「死」をとりまく状況を彼は地域医療の中で育ててきた〉

日本人はもともと死を考える民族だったのに、いつの間にか考えなくなってしまったように思う。それが、日本人的な死の受け止め方として、「満足死」という概念が四国の僻地で生まれていたことに驚きを隠せなかった。それだけではない。「満足死」という「死」を目指しながら、実は最後まで元気で活き活きと過ごすことが主要な目的であって、死はその結果にすぎないという奇抜な発想だったたことだ。

わたしはあらためて網野氏を訪ねた。そのとき、彼はこんなことを言った。

「疋田先生とは地域医療学会で会ったのですが、話し合っていくなかで、この人は本物の医者だなと思い、その場で満足死の会に入会させてもらいました。僕が疋田先生の考え方で気に入ったのは、死にゆく本人だけでなく、周りの人間も、本人が満足する状況をつくるために努力する、ということでした。ただ、僕と先生では満足の解釈はちがいます。たとえば、先生は、満足な死は満足な生の延長線上にあると言いますが、私は死そのものも大事だと思っています。自分の死を認めていくことは大切なことです」

人それぞれ、「満足」の解釈が違っていてもいいと思う。

死は文化であり、文化は生活に根ざしている。生活はその地の習俗や自然環境によっても変わるのだから、死生観がちがって当然だろう。たとえちがっていても「満足」かどうかですべてを受け容れる鷹揚さが「満足死」といえるかもしれない。

当時のわたしといえば、自分の死を考えることはもちろん大事とは思いつつ、死の直前まで元気でいるにはどうするべきか、その生き方のほうに惹かれた。死にあらがおうが受け入れようが、そのときが来れば受け入れざるを得ない。どうせ死ぬなら、その極限まで家族と笑い転げながらあの世に旅立つことができればいい。それを実現するには、疋田氏が提言した「死ぬまで働け」ほど的を射た言葉はないのではないか。誰がなんと言おうと80を過ぎても働くぞ！　そう叫びたい気分だった。

わたしは網野氏から話を聞いた数日後、疋田氏のいる高知へと飛んでいた。


満足死の話をすると、大抵の人は、高知県の僻地だからできるのだと言う。しかし疋田氏も言うように、人が密集しているかどうかのちがいだけで、満足死は都会でも充分に受け容れられるはずである。ヘルパーの数などを比較すれば、むしろ都会のほうが実現しやすい状況にあるのかもしれない。

要は都会か田舎かのちがいではなく、満足死を望む本人、それを受け容れる家族、そしてケアしてくれる医師が三位一体として在れば、どこでも満足死を実現できることである。そのためのポイントは本人が死ぬまで働くこと、いや、死ぬまで体を動かすことなのだ。その気力と覚悟さえがあれば、歳を重ねても満足な生き方ができ、自然と満足死にたどり着けるということではないだろうか。

それにしても「寝たきりゼロの思想」から生まれた疋田氏の「満足死」は、構想とはいえ、当時はもちろん今も斬新で、未来を先取りした医療のように思う。

たとえば『広域総合病院構想』がそうだ。ヨーロッパでは70年代以降、医療費が増えたために医療制度の改革がすすめられた。そして2000年代に入ると、ドイツは04年に、フランスは05年に、各国はかかりつけ医制度（主治医制度）をとり入れた。患者はかかりつけ医を登録し、かかりつけ医になった医師は患者の健康を継続的、総合的に管理しながら、必要とあれば病院の専門医を紹介するシステムだ。逆にかかりつけ医を抜きに専門医を受診すると高額の治療費を請求されたりする。つまり病院と診療所の機能を分けたのである。疋田氏の『広域総合病院構想』を彷彿させる。

ただし疋田氏とちがい、医療費の削減が目的だから問題も噴出している。たとえばすぐに専門医に診てもらえないことや、主治医を登録しないといけないため、力量がない医師にあたってひどい目にあうといったものだ。

辵田氏がつくろうとした「老人長屋」も、これをかたちにしたような診療所が富山県砺波市にある。「ものがたり診療所」といって、診療所のとなりに長屋風の木造平屋住宅があり、事情があって独居になったり、病気の種類によって施設や在宅でも無理といった高齢者がいれば一時的に滞在できるようになっている。となりが診療所だから家族も本人も安心できるというわけだ。辵田氏に教えられたわけではないが、心底から患者の立場に立てる医師なら同じことを考えるのだろう。

医療費が増えるのは患者がやたらと病院通いをするからだと思われがちだが、実は病床数に比例している。たとえば高知県は人口10万人あたりの医療費が全国でもトップだが、人口あたりの病床数もトップで、病床数と医療費は比例しているのだ。このことは財政破綻をした夕張市を見てもわかる。夕張市は171床あった病院が維持できず、破綻で19床の診療所にサイズダウンした。そして診療所の医師がかかりつけ医として、受診した患者に、必要に応じて病院の専門医を紹介したのである。これが結果的に夕張市は医療費を大きく減らすことになるのだが、だからといって住民の健康状態が悪くなったわけでもなく、死者が増えたわけでもなかった。

これも疋田氏の『広域総合病院構想』に似ている。はるか昔に疋田氏が描いた構想が、今も古さを感じさせないのは、今の時代に必要とされているからだろう。あのとき、もしも行政が協力的だったら、と思わずにいられない。

かつて拳ノ川では、全年齢平均の在宅死がじつに73％（70歳以上なら86％）にものぼった。それが合併して黒潮町になって13年経った２０１９年をみると、全国平均の在宅死亡率が13・６％に対して、わずか５・７％まで低下している。多くが在宅死を望みながら、今は全国平均の半分以下という状況だ。少なくとも疋田氏の危惧が現実になったということだろう。行政が間違ったのか、住民が学ばなかったのか、この流れは止められそうもない。

その後の経緯については冒頭でも述べたように『満足死　寝たきりゼロの思想』（２００７年）を出版したが、時代に合わなかったのか、絶版になってしまった。ところが最近になって、医療関係者から話題にされることがたびたびあり、なかにはわざわざ拙著を紹介してくれる方もいた。そこであらためて読み直してみたのだが、15年以上も経っているのに、我ながらそれほど古臭い感じはしない。むしろ、わたし自身が当時より年をとったせいか、我がことのように胸に沁みてくる。死を視野に入れる年代と、死なんて思いもしなかった年代ではこうも違うのかと、我ながら驚くほどである。そこで手元にあった『満足死』数冊を、興味がある人に読んでもらおうと同年配の知人に送りつけた。本音では処分したかったこともあるが、その中に松柏社の森信久社長がおられ、「この本は絶対に残すべきです」と出版をうながされた。結局、そのひと言がきっかけになって、わたしはいつの間にか夢中になって書き直していたのである。

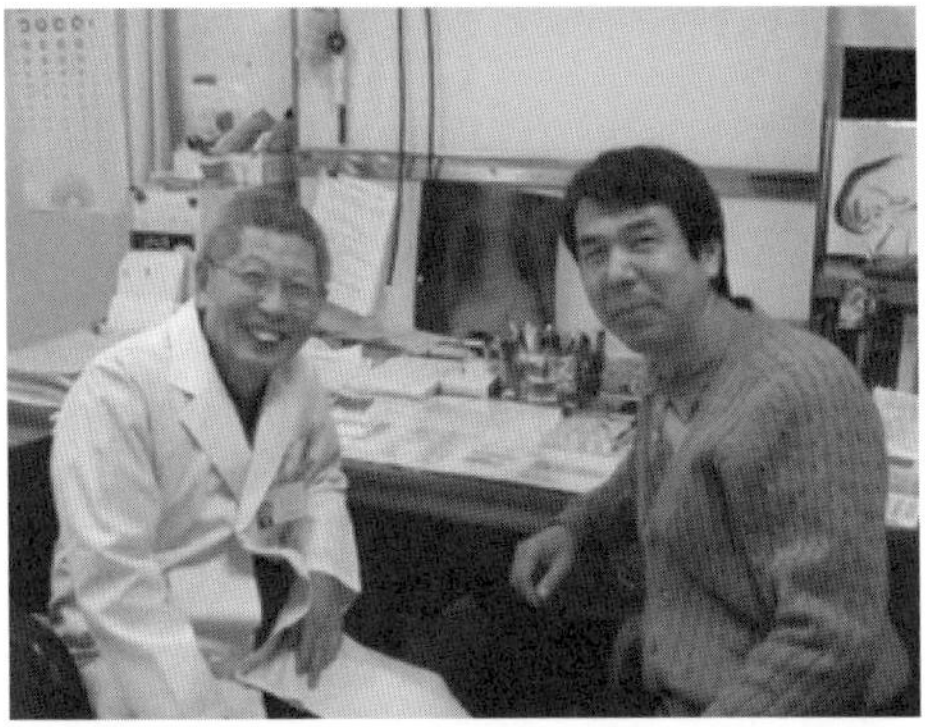

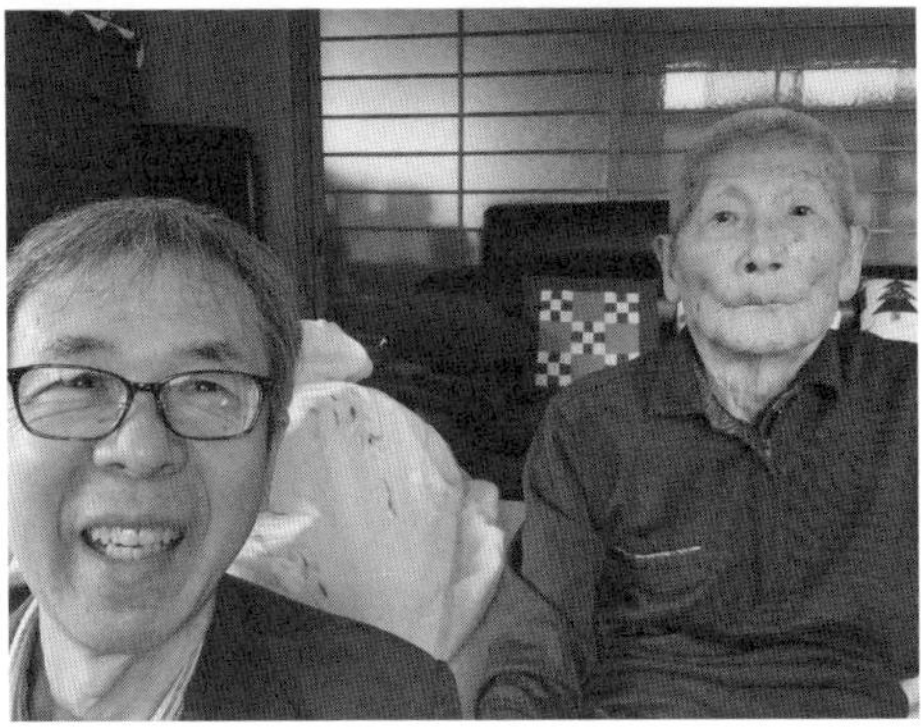

さて、『広域総合病院構想』や「満足死」といった奇抜な構想を自ら実践してきた疋田医師だが、2023年に102歳を迎えた。今も佐賀の自宅

でかくしゃくと過ごされているようである。
「満足死は生を目的にするものであり、日々を満足に生きた積み重ねの先にある」と語ったことを、自ら実践してきたからだろうか。

奥野修司

◉著者略歴

奥野修司（おくの・しゅうじ）

1948年7月5日生まれ。大阪府出身。立命館大学経済学部卒業。ノンフィクション作家。

1998年「28年前の『酒鬼薔薇』は今」（文藝春秋1997年12月号）で、第4回編集者が選ぶ雑誌ジャーナリズム賞受賞。2006年『ナツコ 沖縄密貿易の女王』（文藝春秋）で、第27回講談社ノンフィクション賞・第37回大宅壮一ノンフィクション賞をダブル受賞。主著に『心にナイフをしのばせて』『極秘資料は語る 皇室財産』（文藝春秋）、『ねじれた絆——赤ちゃん取り違え事件の十七年』『魂でもいいから、そばにいて 3・11後の霊体験を聞く』（新潮社）、『愉快な認知症 介護を「快護」に変える人』（講談社）など多数。

102歳《さい》の医師《いし》が教《おし》えてくれた満足《まんぞく》な生《せい》と死《し》

二〇二三年七月二五日 初版第一刷発行

著者 奥野修司《おくのしゅうじ》

発行者 森 信久

発行所 株式会社 松柏社

〒一〇二-〇〇七二

東京都千代田区飯田橋一-六-一

電話 〇三（三二三〇）四八一三（代表）

FAX 〇三（三二三〇）四八五七

メール info@shohakusha.com

https://www.shohakusha.com

装丁 常松靖史［TUNE］

カバー装画 宮下 和

製版・印刷 精文堂印刷株式会社

ISBN978-4-7754-0296-2